DE LA PARALYSIE AGITANTE

J.-M. CHARCOT y A. VULPIAN

PARIS, 1862

DE LA PARÁLISIS AGITANTE
EDICIÓN BILINGÜE

Traducción al español del original francés

Rafael González Maldonado

Título original: ***De la paralysie agitante***

Autores: **J.M. Charcot y A. Vulpian**

Edición original: Paris 1862.

Edición bilingüe, *français*-español

Traducción y edición 2013: Rafael González Maldonado

ISBN 10: 8461656938

ISBN 13: 9788461656936

Impresión: Amazon.com (Creativespace)

DE LA PARALYSIE AGITANTE

J.-M. CHARCOT y A. VULPIAN

—

DE LA PARÁLISIS AGITANTE

EDICIÓN BILINGÜE

Traducción y edición: **Rafael González Maldonado**

DE LA

PARALYSIE AGITANTE

Par MM.

J.-M. CHARCOT
Médecin de l'hospice de la Salpêtrière,
professeur agrégé
à la Faculté de médecine.

A. VULPIAN
Médecin de l'hospice de la Salpêtrière,
professeur agrégé
à la Faculté de médecine.

PARIS

VICTOR MASSON ET FILS

PLACE DE L'ÉCOLE-DE-MÉDECINE

1862

DE LA

PARÁLISIS AGITANTE

POR LOS SRES.

J.-M. CHARCOT	A. VULPIAN
Médico del hospicio de la Salpêtriére, Profesor agregado en la Facultad de Medicina	Médico del hospicio de la Salpêtriére, Profesor agregado en la Facultad de Medicina

---

PARIS

VICTOR MASSON E HIJOS

PLACE DE L'ÉCOLE DE MÉDECINE

1862

Extrait de la Gazette hebdomadaire de Médecine et de Chirurgie.

Paris, — Imprimerie de L. MARTINET, rue Mignon, 2.

Extracto de la Gaceta semanal de Medicina y de Cirugía

Paris. Imprenta de L. MARTINET, rue Mignon, 2.

DE LA

PARALYSIE AGITANTE

Sous le nom de *Shaking Palsy, Paralysis agitans* (1), le docteur Parkinson (*Essay on the Shaking Palsy*, London, 1817) a décrit une affection singulière, d'un pronostic habituellement fort grave, et où l'on doit surtout noter, entre autres caractères importants, un mouvement continuel de tremblement ou d'agitation des diverses parties du corps, mouvement dont l'intensité tend à s'accroître d'une manière progressive. Comme le tableau symptomatologique présenté par ce médecin, bien que très succinct, indique cependant avec précision les principaux traits de la maladie, nous croyons devoir, à l'exemple du docteur Todd (2), le reproduire intégralement en manière d'introduction :

« Le début de l'affection, dit Parkinson, s'opère d'une manière
» insidieuse ; rarement le malade peut en indiquer l'époque pré-
» cise ; les premiers symptômes observés sont un léger sentiment
» de faiblesse et une tendance à trembler qui ont lieu tantôt dans
» la tête, tantôt, et plus communément, dans les mains et les
» bras. Ces symptômes s'accroissent progressivement, et, un an
» environ à partir de l'époque où ils ont été pour la première fois
» remarqués, le malade, surtout pendant la marche, tient son
» corps plus ou moins fortement incliné en avant. Peu à peu les
» membres inférieurs deviennent à leur tour le siège de tremble-
» ments, et, à mesure que la maladie progresse, on les trouve de
» moins en moins capables d'exécuter les ordres de la volonté :
» alors l'agitation des parties affectées est tellement persistante
» que le malheureux malade trouve à peine quelques minutes de

(1) SYNONYMIE : *Schüttellæhmung*, Auct. Germ. — *Paralysie tremblante.* — Littré et Robin, *Dictionnaire de médecine*, 1858, p. 1033. — *Synclonus ballismus*, *Mason Good. Studium der Medizin*, Bd. III, s. 382 ; et *Hooper's Diction.*, 8ᵉ édit., London, 1848.
(2) *Cyclopedia of Practical Medicine*, art. PARALYSIS, t. III, p. 259.

DE LA

PARÁLISIS AGITANTE

‒‒‒‒

Bajo el nombre de *Shaking Palsy, Paralisis agitans* (1), el doctor Parkinson (*Essay on the Shaking Palsy*, London, 1817) ha descrito una afección singular, de pronóstico habitualmente muy grave, y en la que debe observarse sobre todo, entre otras características importantes, un movimiento continuo de temblor o agitación de las diversas partes del cuerpo, movimiento cuya intensidad tiende a incrementarse de manera progresiva. Como el cuadro sintomático presentado por este médico, aunque muy sucinto, indica sin embargo con precisión los principales rasgos de la enfermedad, creemos que debemos, a ejemplo del doctor Todd (2), reproducirlo íntegramente a modo de introducción:

"El comienzo de la afección, dice Parkinson ocurre de manera insidiosa; raramente el enfermo puede indicar su época precisa; los primeros síntomas observados son una ligera sensación de debilidad y una tendencia a temblar que tienen lugar ora en la cabeza, ora, y más habitualmente, en las manos y brazos. Estos síntomas aumentan progresivamente, y, alrededor de un año después de la época en que se observaron por primera vez, el paciente, sobre todo durante la marcha, mantiene su cuerpo más o menos fuertemente inclinado adelante. Poco a poco los miembros inferiores a su vez se hacen asiento de temblores, y, a medida que la enfermedad progresa, se les ve cada vez menos capaces de ejecutar las órdenes de la voluntad: entonces la agitación de las partes afectas es tan persistente que el desgraciado enfermo apenas encuentra algunos minutos de

(1) SINONIMIA: Schüttelœhmung, Auct. Germ. – Paralysie trémblante. – Littré y Robin, Dictionnnaire de médicine, 1858, p.1033. – Synclonus ballismus, Mason Good, Studium der Medizin, Bd. III, s.382; y Hooper's Diction., 8e edit., London, 1848.
(2) Cyclopedia of Practical Me´dicine, art. PARALYSIS, t. III, p. 259.

.

— 4 —

» repos; si, par suite d'un brusque changement de position, le
» tremblement cesse dans un membre, il reparaît bientôt dans un
» autre membre; la marche, qui jusque-là avait procuré au malade
» un soulagement temporaire en le soustrayant à ses tristes ré-
» flexions, devient bientôt impraticable. S'il veut avancer, en effet,
» par une action indépendante de la volonté, il se porte sur la
» partie antérieure des pieds et sur les orteils, et, en danger à
» chaque pas de tomber sur la face, il se voit contraint d'adopter
» le pas de course. A l'époque la plus avancée de la maladie, le
» tremblement des membres a lieu même pendant le sommeil,
» qu'il interrompt fréquemment; le malade devient incapable de
» porter ses aliments à sa bouche, et se voit obligé, pour cet acte
» même, de recourir à un secours étranger. Il y a une constipa-
» tion opiniâtre, et il faut user fréquemment des purgatifs; quel-
» quefois même l'emploi de moyens mécaniques devient nécessaire
» pour extraire du rectum les matières fécales. Le tronc est d'une
» manière permanente courbé en avant, et le menton appliqué
» sur le sternum; les forces musculaires ont partout diminué; la
» mastication, la déglutition même, sont difficiles; constamment
» la salive s'écoule de la bouche. L'agitation enfin devient plus
» violente et plus constante encore; l'articulation des mots est
» devenue impossible: les urines comme les matières fécales sont
» rendues involontairement; le subdelirium et le coma terminent
» la scène. »

Il n'est guère contestable que le travail de Parkinson soit le premier où la paralysie agitante se trouve nettement dégagée des
autres états pathologiques, avec lesquels elle présente une ressemblance plus ou moins frappante, de la chorée, par exemple, et des
diverses formes de tremblement par intoxication; c'est même très
vraisemblablement pour n'avoir pas envisagé les caractères pathologiques dans leur ensemble, dans leur mode d'enchaînement, et
pour avoir accordé une valeur trop absolue à tel ou tel phénomène
pris isolément, qu'on a cru à plusieurs reprises rencontrer dans
les auteurs antérieurs à Parkinson une indication plus ou moins
précise de l'affection qu'il a le mérite d'avoir distinguée. C'est
bien à tort, par exemple, — du moins à ce qu'il nous semble, —
qu'on voudrait retrouver dans la brève description que Sauvages
et Sagar (1) ont donnée de la *Scelotyrbe festinans* tous les caractères
de la *paralysie agitante*. Seule, en effet, la tendance invincible à

(1) « *Est peculiaris scelotyrbes species in qua ægri solito more dum gradi vo-*
» *lunt currere coguntur... Est affinitas cum scelotyrbe, chorea viti; deest flexi-*
» *bilitas in fibris musculorum; unde motus breves edunt, et conatu seu impetu*
» *solito majori; cum resistentiam illam superare nituntur, velut inviti festinant,*
» *ac præcipiti seu concitato passu gradiuntur. Chorea viti pueros, puellasve im-*

descanso; si, siguiendo a un cambio brusco de posición, el temblor cesa en un miembro, pronto reaparece en otra extremidad; la marcha, que hasta entonces había dado al enfermo un alivio transitorio sustrayéndole a sus tristes reflexiones, se hace pronto impracticable. Si quiere avanzar, en efecto, por una acción voluntaria independiente, se coloca sobre la parte anterior de los pies y sus dedos, y, con riesgo de caer de bruces a cada paso, se ve obligado a adoptar un ritmo de carrerilla. En el periodo más avanzado de la enfermedad, el temblor de los miembros existe incluso durante el sueño que se interrumpe frecuentemente; el paciente se vuelve incapaz de llevar alimentos a su boca, y se ve obligado, para este simple acto, a recurrir a ayuda ajena. Hay un estreñimiento pertinaz, y hay que usar purgantes con frecuencia; a veces incluso se hace necesario emplear medios mecánicos para extraer las materias fecales del recto. El tronco está inclinado adelante de modo permanente, y el mentón se coloca sobre el esternón; las fuerzas musculares han disminuido en general; la masticación, incluso la deglución, resultan difíciles; la saliva de escurre constantemente por la boca. Finalmente la agitación se hace más violenta y además más constante; articular palabras se vuelve imposible; las orinas, así como las materias fecales, se escapan involuntariamente; el subdelirio y el coma completan la escena".

Es casi indiscutible que el trabajo de Parkinson es el primero en que la parálisis agitante se encuentra claramente separada de los otros estados patológicos con los que presenta un parecido más o menos convincente; por ejemplo, de la corea, y de diversas formas de temblor por intoxicación; es incluso muy verosímil que no se hayan contemplado las características patológicas en su conjunto, en el modo en que se encadenan, y que se haya dado un valor demasiado absoluto a tal o cual fenómeno tomado aisladamente, que se haya creído encontrar una indicación más o menos precisa de esta afección en los autores anteriores a Parkinson quien tiene el mérido de haberla diferenciado. Resulta muy equivocado, por ejemplo -al menos en lo que nos parece-, que se quisiera encontrar todas las características de la *parálisis agitante* en la breve descripción que Sauvages y Sagar (1) han dado de la *Scelotyrbe festinans*. En efecto, sólo la tendencia invencible a

(1) "Es pecululiaris scelotyrbes espcies in qua œgri solito more dum gradi volunt currere coguntur... Est affinitas cum scelotyrbe, chorea viti; deest flexibilitas in fibris musculorum; unde motus breves edunt, et conatu seu ímpetu solito majori; cum resistentiam illam superare nituntur, velut inviti festinant, ac prœcipiti se concitato gradiuntur. Chorea viti pueros, puellasve im-

— 5 —

marcher rapidement, à courir en avant, a été explicitement mentionnée par les deux nosographes; or, ainsi que nous le verrons, c'est là un symptôme assez habituel sans doute, mais non point pathognomonique de la maladie de Parkinson. Tout en reconnaissant donc que la *Scelotyrbe festinans* et la *paralysie agitante* ont de nombreux points de contact; qu'elles doivent, quant à présent, figurer côte à côte dans le groupe plus compréhensif des *musculations irrésistibles* (1), nous croyons qu'il faut, sous peine d'entretenir la confusion dans un sujet qui n'y prête déjà que trop, maintenir, au moins provisoirement, l'indépendance de ces deux états pathologiques, et les étudier séparément à titre d'espèces morbides distinctes (2).

Depuis la publication du docteur Parkinson, plusieurs auteurs se sont occupés de la paralysie agitante; ils ont en grande partie reproduit la description contenue dans ce travail, les uns en se bornant à la paraphraser, les autres en y introduisant des modifications suggérées par leurs propres observations ou en cherchant à jeter quelque lumière sur la physiologie pathologique de l'affection. Nous citerons surtout parmi ces divers auteurs, Elliotson (3), Marshall-Hall (4), Stokes (5), Graves (6), Todd (7), Canstatt (8), Blasius (9), Basedow (10). Le docteur Romberg dans son ouvrage *sur les maladies du système nerveux* (11), et M. Hasse dans le *Manuel de pathologie*, publié sous la direction de M. Virchow (12),

« *puberes aggreditur; festinia vero senes.* » (Sauvages, *Nosolog. methodica*, class. IV, XXI, 2.) — « *Vidi Vindobonæ virum ultra 50 annos natum qui invitus* » *cucurrit, nec capax erat directionem mutandi ad devianda obstacula, hic simul* » *ptyalismo laborabat.* » (J.-B.-M. Sagar, *System. morbor. symtom.*, class. VII, ord. 4, XXII, 3.)

(1) Roth, *Histoire de la musculation irrésistible, ou de la chorée anomale*, Paris, 1850.

(2) Copland (*A Dictionary of Practical Medicine*, art. PARALYSIS) cite Harscher, Diemerbroeck, Schelhammer et Hamberger, comme ayant décrit la paralysie agitante antérieurement à Parkinson; mais il ne donne pas d'indications qui permettent de vérifier son assertion. Nous ne voyons pas non plus que J. Frank, cité encore par Copland, ait indiqué cette maladie, au moins d'une façon suffisante.

(3) Elliotson, *Principles and Practic. of Medicine*, London, 1839.

(4) Marshall-Hall, *On the Diseases and Derang. of the Nervous System*, 1841, p. 320.

(5) Stokes, *Clinical Lectures*.

(6) Graves, *A System of Clinical Medicine*, Dublin, 1843, p. 714.

(7) Todd, *loc. cit.*

(8) Canstatt, Im. *Correspondenz-Blatt Bayer. Aerzte*, 1842, n° 14.

(9) Blasius, *Stabilitæts Neurosen* (*Archiv für Physiologische Heitkunde*, 1851, s. 225).

(10) Basedow, *Casper Wochenschrift*, 1851, n° 33.

(11) Romberg, *Lehrbuch der Nerven-Krankheiten*, p. 371.

(12) Hasse, *Virchow's Handbuch*, Bd. IV, p. 306.

caminar rápidamente, a correr adelante, ha sido explícitamente mencionado por los dos nosógrafos; o, así como veremos, ése es un síntoma bastante habitual sin duda, pero en modo alguno patognomónico de la enfermedad de Parkinson. Reconociendo pues por completo que la *Scelotyrbe festinans* y la *parálisis agitante* tienen numerosos puntos de contacto; que deben, en el presente, figurar codo a codo en el grupo más socorrido de los movimientos irresistibles (1), creemos que hace falta, so pena de mantener la confusión en un tema que ya se estira demasiado, mantener, al menos provisionalmente, la independencia de estos dos estados patológicos, y estudiarlos por separado bajo la denominación de especies mórbidas distintas (2).

Desde la publicación del doctor Parkinson, varios autores se han ocupado de la parálisis agitante; en gran parte han reproducido la descripción contenida en este trabajo, unos limitándose a parafrasearla, otros introduciendo en ella modificaciones sugeridas por sus propias observaciones o buscando arrojar alguna luz sobre la fisiología patoló-gica de la afección. Citaremos sobre todo, entre estos diversos autores, a Elliotson (3), Marshal-Hall (4), Stokes (5), Graves (6), Todd (7), Cans-tatt (8), Blasius (9) y Basedoww (10). El doctor Romberg, en su obra sobre las enfermedades del sistema nervioso (11), y el Sr. Hasse en el Manual de patología, publicado bajo la dirección de M. Virchow (12),

puberes agreditur; festinia vero senes" (Sauvages, Nosolog. methodica, class. iv, XXI, 2.) – "*Vidi Vindobo-nœ virum ultra 50 annos natum qui invitus cucurrit, nec capax erat directionem mutandi ad devianda obsta-cula, his simut plyalismo laborabat.*" (J.-B.-M. Sagar, Systen.morbor. symptom., class. vii, ord. 4, XXII, 3.)
(1) Roth, *Histoire de la musculation irresistible, ou de la chorée anormale*, Paris, 1850.
(2) Copland (*A Dictionary of Practical Medicine*, art. PARALYSIS) cita a Harscher, Diemerbroeck, Schel-hammer et Hamberger, como habiendo descrito la parálisis agitante antes de Parkinson; pero no da indica-ciones que permitan verificar su afirmación. Tampoco vemos que J. Frank, citado también por Copland, haya señalado esta enfermedad al menos de manera suficiente.
(3) Elliotson, *Principles and Practic. of Medicine*, London, 1839.
(4) Marshall-Hal, *On the Diseases and Dérang. of the Nervous System*, 1841, p.320.
(5) Stokes, *Clinical Lectures*.
(6) Graves, *A System of Clinical Medicine*, Dublin, 1843, p. 714.
(7) Todd, *loc. cit.*
(8) Canstatt, *Im. Correspondenz-Blatt Bayer.Aerzte*, 1842, n° 14.
(9) Blasius, *Stabilitœts Neurosen (Archiv für Physiologische Heitkunde*, 1851, s. 225).
(10) Basedow, *Casper Wochenschrift*, 1851, n° 33.
(11) Romberg, *Lehrbusch der Nerven-Krankheiten*, p. 371.
(12) Hasse, *Virchow's Handbuch*, Bd. IV, p.306.

ont aussi traité, avec quelques développements, de la paralysie agitante (1). En France, nous ne voyons guère que M. le docteur Sée et M. le professeur Trousseau qui aient mentionné cette affection d'une façon explicite, le premier dans son mémoire sur la chorée (2), le second dans une de ses leçons cliniques faites à l'Hôtel-Dieu (3).

Quelle que soit l'importance de quelques-uns des documents que nous venons d'indiquer, la paralysie agitante est sans contredit une affection généralement fort peu connue. Les observations recueillies avec soin et publiées dans tous leurs détails sont très rares; il existe surtout une grande pénurie de renseignements concernant l'anatomie pathologique de cette maladie; aussi espérons-nous qu'on ne lira pas sans intérêt la relation du fait suivant, sur lequel le professeur Oppolzer appelait récemment l'attention de ses auditeurs (4) :

OBS. — Un homme de soixante-douze ans, très maigre et très chétif, fut admis à la Clinique le 20 juin pour y être traité d'un tremblement violent qui le mettait hors d'état de se servir de ses mains. Voici ce qu'a raconté cet homme concernant le début de sa maladie : il n'avait, jusqu'à l'âge de soixante ans, éprouvé aucune maladie sérieuse, lorsque, en 1848, pendant le bombardement de Vienne, il fut conduit par le hasard au milieu du lieu du combat. Là, il fut saisi d'une terreur telle qu'il lui fut impossible de retourner chez lui, et qu'on fut obligé de l'y conduire. A peine s'était-il un peu remis, qu'une bombe vint à éclater près de sa maison, et renouvela son effroi. Quelques heures après ces divers événements, en voulant prendre un peu de nourriture, il s'aperçut qu'il lui était impossible de se servir de ses mains, parce qu'elles étaient prises immédiatement d'un tremblement violent dès qu'il s'agissait d'opérer un mouvement. Il remarqua aussi, peu de temps après, que les membres inférieurs étaient également le siége d'un tremblement: mais celui-ci était beaucoup moins violent et n'empêchait pas la marche. La maladie, non-seulement résista à tous les moyens employés, mais encore s'aggrava progressivement. Le tremblement persistait même pendant le repos du malade, et s'étendit à des muscles qui jusque-là n'avaient point été envahis; enfin il s'y joignit de la paralysie. Au bout de quelques années, le malade se vit dans l'impossibilité de demeurer dans la position verticale ; dès qu'il cherchait à se tenir debout, il éprouvait une irrésistible propension à tomber en avant; il lui fallait alors, pour éviter la chute, saisir les

(1) Si nos souvenirs ne nous trompent pas, M. Cohn aurait publié un travail sur la paralysie agitante dans un journal allemand, que malheureusement nous n'avons pas pu nous procurer.
(2) G. Sée, De la chorée et des affections nerveuses en général, Paris, 1851, p. 110.
(3) Trousseau, Union médicale, 8 février 1859.
(4) Wiener Medizinische Wochenschrift, 1861, nᵒˢ 36 et 38. — Spitals Zeitung.

han tratado también, con algunas ampliaciones, de la parálisis agitante (1). En Francia apenas vemos más que al Sr. Doctor Sée y al Sr. Profesor Trousseau que hayan mencionado esta afección de manera explícita, el primero en su memoria sobre la corea (2), el segundo en una de sus lecciones clínicas en el Hôtel-Dieu (3).

Cualquiera que sea la importancia de algunos de los documentos que acabamos de indicar, la parálisis agitante es, sin duda, una afección por lo general muy poco conocida. Las observaciones recogidas con esmero y publicadas con todo detalle son muy raras; sobre todo hay gran escasez de informaciones en lo que concierne a la anatomía patológica de esta enfermedad; esperamos también que no se lea con falta de interés el relato del hecho siguiente, sobre el que el profesor Oppolzer reclamaba recientemente la atención de su audiencia (4).

OBS. – Un hombre de sesenta y dos años, muy delgado y enclenque, fue admitido en la clínica el 20 de junio para que le tratasen de un violento temblor que le impedía estar en situación de servirse de sus manos. He aquí lo que ha contado este hombre sobre el comienzo de su enfermedad: no había sufrido ninguna enfermedad seria hasta la edad de sesenta años, cuando en 1848, durante el bombardeo de Viena, fue llevado por azar al centro del lugar de combate. Allí fue presa de tal terror que le fue imposible volver a su casa y tuvieron que conducirle allí. Apenas se había repuesto un poco cuando una bomba explotó cerca de su casa y recrudeció su pavor. Unas horas después de estos acontecimientos, cuando quiso tomar un poco de alimento, se dio cuenta de que le era imposible servirse de las manos, porque les dominaba un temblor violento en cuanto trataban de realizar algún movimiento. Se dio cuenta también, poco tiempo después, de que en los miembros inferiores también asentaba el temblor: pero éste era mucho menos violento y no impedía la marcha. La enfermedad, no solo resistió a todos los medios empleados, sino que todavía se agravaba progresivamente. El temblor persistía incluso durante el reposo del enfermo, y se extendió a músculos que hasta entonces no había invadido; finalmente se le asoció parálisis. Al cabo de varios años, el paciente se vio imposibilitado de mantenerse en posición vertical; en cuanto intentaba sostenerse de pie, experimentaba una irresistible propensión a caer adelante; entonces, para evitar la caída, tenía que agarrarse a los

(1) Si nuestra memoria no nos engaña, el Sr. Cohn habría publicado un trabajo *sobre la parálisis agitante* en un periódico alemán que, desgraciadamente, no hemos podio procurarnos.
(2) G. Sée. *De la corea y de las afecciones nerviosas en general*, Paris, 1851, p. 110.
(3) Trousseu, *Union médicale*, 8 febrero 1859.
(4) *Wiener Medizinische Wochenschrift*, 1861, nos 30 y 38. – *Spitals Zeitung*.

— 7 —

objets environnants ou marcher à pas précipités. L'acuité de ses sens et des facultés intellectuelles avait diminué lentement, mais d'une manière progressive.

L'usage du thé, du café ou des boissons spiritueuses, augmentait toujours le tremblement ; l'agitation des membres inférieurs était surtout prononcée le soir, lorsque le malade avait marché pendant la journée.

Il y a environ six mois, les sphincters, celui de la vessie en particulier, furent pris de paralysie ; le malade fut admis alors à l'Hôpital général pour y être traité de ces nouvelles affections, qui, au bout d'un mois, parurent s'être quelque peu amendées.

Il y a cinq semaines, à la suite d'un violent accès de vertige, le malade s'affaissa tout à coup sur lui-même, et se trouva dans l'impossibilité de se relever ; cependant il ne perdit nullement connaissance pendant toute la durée de l'attaque. Depuis cette époque, l'émaciation s'est accrue très rapidement ; la station et la marche ne sont plus possibles que pendant un très court espace de temps, et elles exigent de grands efforts ; en outre, la parole est embarrassée.

Lors de son admission à la Clinique, le malade est dans l'état suivant : amaigrissement très prononcé ; teinte terreuse du tégument externe, dont la surface est recouverte de nombreuses écailles épidermiques ; la sécrétion de la sueur, augmentée au visage, paraît diminuée, au contraire, sur les autres parties du corps ; la température cutanée paraît inférieure à ce qu'elle est dans l'état normal.

Les muscles de la face, de la langue, du cou, ceux des extrémités supérieures, sont le siège de tremblements violents, incessants pendant la veille, et qui ne cessent complétement que lorsque le sommeil est profond. Les extrémités inférieures ne présentent le tremblement que d'une manière périodique, et dans les moments où il y a exacerbation générale de tous les symptômes. Les muscles atteints de tremblement sont en *même temps le siége de contractures*, principalement les muscles du cou et des épaules.

Les pupilles sont également dilatées, et se rétrécissent également sous l'influence de la lumière.

La bouche ne peut être close qu'incomplétement, et la salive coule des deux côtés sur la peau du menton.

Il ne paraît exister aucune lésion viscérale ; seulement il y a un peu de matité en avant et en arrière dans la région correspondant au sommet du poumon droit. En ces points, en outre, l'auscultation fait percevoir une diminution du murmure respiratoire. Les artères temporales et celles des extrémités, l'artère brachiale du côté droit principalement, sont flexueuses et rigides.

Partout la sensibilité est normale. Les muscles réagissent, bien qu'assez faiblement, sous l'influence de l'incitation électrique.

Il y a souvent des vertiges, plus rarement de la céphalalgie L'évacuation des matières fécales a lieu d'une manière normale ; les urines sont alcalines et contiennent une certaine quantité de pus.

Le malade répond très lentement, mais assez nettement, aux questions qu'on lui adresse. La physionomie exprime l'indifférence et l'apathie. On

objetos de alrededor o caminar a pasos apresurados. La agudeza de sus sentidos y de las facultades intelectuales había disminuido lenta pero progresivamente.

El uso del té, del café y de las bebidas alcohólicas, siempre aumentaba el temblor; la agitación de los miembros inferiores era más pronunciada por la noche, cuando el enfermo había caminado durante el día.

Hace alrededor de seis meses, los esfínteres, en particular el de la vejiga, quedaron paralizados; entonces el paciente fue admitido en el Hospital general para ser tratado allí de estas nuevas afecciones que, al cabo de un mes, parecieron aminorarse un poco.

Hace cinco semanas, a continuación de un violento acceso de vértigo, el enfermo se desplomó de repente sobre sí mismo, y se encontró con la imposibilidad de levantarse; sin embargo no perdió en absoluto el conocimiento en toda la duración del ataque. Desde esta época, la emanciación ha aumentado muy rápido; la estación y la marcha ya no son posibles salvo en un muy corto espacio de tiempo, y exigen grandes esfuerzos; además, la palabra se enreda.

En el momento de su admisión en clínica, el paciente se encontraba en el siguiente estado: adelgazamiento muy pronunciado; coloración terrosa del tegumento externo, cuya superficie está recubierta de numerosas escamas epidérmicas; la secreción de sudor, aumentada en el rostro, parece por el contrario disminuida en las otras partes del cuerpo; la temperatura cutánea parece inferior a la del estado normal.

Los músculos de la cara, de la lengua, del cuello, los de las extremidades superiores, son asiento de temblores violentos, incesantes durante la vigilia, y que no ceden por completo cuando el sueño es profundo. Las extremidades inferiores no presentan el temblor más que de manera periódica, y en los momentos en que hay exacerbación general de todos los síntomas. Los músculos afectados de temblor en al mismo tiempo asiente de contracturas, principalmente los músculos del cuello y de los hombros.

Las pupilas están igualmente dilatadas y se contraen del mismo modo bajo la influencia de la luz.

La boca no puede cerrarse más que de forma incompleta, y la saliva chorrea por ambos lados sobre la piel del mentón.

No parece existir ninguna lesión visceral; sólo hay un poco de matidez por delante y por detrás en la región correspondiente al vértice del pulmón derecho. En estos puntos, además, la auscultación deja percibir una disminución del murmullo respiratorio. Las arterias temporales y las de las extremidades, la arteria braquial del lado derecho principalmente, son sinuosas y rígidas.

Por todas partes la sensibilidad es normal. Los músculos reaccionan, aunque débilmente, bajo la influencia de la incitación eléctrica.

A menudo hay vértigos, más raramente cefalalgia. La evacuación de las materias fecales tiene lugar de manera normal; las orinas son alcalinas y contienen cierta cantidad de pus.

El enfermo responde muy lentamente, pero con bastante claridad, a las cuestiones que se le dirigen. La fisionomía expresa indiferencia y apatía. Se

prescrit l'emploi du sous-carbonate de fer (4 grammes en six doses pour trois jours).

Voici maintenant l'indication sommaire des phénomènes observés ultérieurement. Du 22 au 24 juin, il s'établit une diarrhée assez intense, avec selles involontaires, qui cède à l'emploi des lavements laudanisés. On reprend, le 24, l'usage du carbonate de fer, qui avait été supprimé momentanément pendant l'existence de la diarrhée.

25 juin. Le malade a peu dormi la nuit, et il a eu du délire; vers dix heures du matin, il se déclare un accès épileptiforme pendant lequel la tête était convulsivement entraînée à droite pendant que l'œil droit était tourné en dehors et en haut, et l'œil gauche en bas et en dedans. En même temps les paupières et la langue étaient le siége de mouvements d'oscillation continuels, tandis que les muscles du visage et du cou étaient roides et durs. Les membres, tant inférieurs que supérieurs, au contraire, restèrent flasques et n'offrirent que peu de résistance aux mouvements qu'on cherchait à leur imprimer. Pendant cet accès, qui dura environ huit minutes, la respiration et le pouls étaient faibles et irréguliers; la perte de connaissance était absolue.

Pour le cas où de pareils accès viendraient à se répéter, M. Oppolzer prescrit l'emploi des inhalations de chloroforme, qui ne devront pas être poussées jusqu'à la production du narcotisme; ces inhalations devront être suspendues si le malade est pris de sommeil comateux.

Le 1er et le 7 juillet, de nouveaux accès éclampliques se produisirent, à la suite desquels le tremblement cessa chaque fois, pendant une demi-heure environ, pour se montrer ensuite de nouveau avec sa première intensité. D'ailleurs, la sensibilité générale parut s'émousser et s'amoindrir de jour en jour; le facies présente une expression de stupeur qui rappelle la physionomie des individus atteints de fièvre typhoïde parvenue à la seconde période. Le ventre est ballonné; il y a des selles involontaires; l'urine contient une certaine quantité de carbonate d'ammoniaque, et renferme toujours quelques globules de pus; le malade est plongé dans une sorte de sommeil incomplet, et il est à peu près impossible de fixer son attention. Il ne répond que par des monosyllabes aux questions qui lui sont adressées; les forces diminuent rapidement, et il survient, dans les derniers temps de sa vie, une pneumonie. Le malade succombe le 10 juillet.

Autopsie. — Plusieurs cavernes tuberculeuses au sommet du poumon droit. Hépatisation granuleuse du lobe inférieur du même poumon; les deux ventricules du cœur sont dilatés, et contiennent du sang coagulé; leurs parois musculaires sont décolorées et friables. Induration de la base des valvules aortiques; dilatation et ossification de la crosse de l'aorte. Rate volumineuse; la membrane muqueuse vésicale est rouge, injectée, et la tunique musculaire de la vessie est injectée également; les autres organes abdominaux ne présentaient, d'ailleurs, aucune altération notable.

Les parois de la voûte crânienne sont très minces, et présentent des rugosités à la surface de la table interne. La dure-mère est épaisse et adhérente, çà et là, à la table interne de la voûte du crâne; la pie-mère est opaque, infiltrée de sérosité; il existe également une assez grande quantité de sérosité dans le tissu cellulaire sous-arachnoïdien. Les circon-

prescribe el empleo de subcarbonato de hierro (4 gramos en seis dosis para tres días).

He aquí ahora le indicación sumaria de los fenómenos observados ulteriormente. Del 22 al 24 de junio, se instauró una diarrea bastante intensa con excrementos involuntarios, que cede con el empleo de lavativas con láudano. El 24 se vuelve a retomar el uso de carbonato de hierro, que había sido suprimido momentáneamente durante la existencia de diarrea.

25 *junio*. El paciente ha dormido poco esa noche, y ha tenido delirio; hacia las diez de la mañana, se produce un acceso epileptiforme durante el cual la cabeza era arrastrada convulsivamente a la derecha mientras que el ojo derecho se giraba hacia afuera y arriba, y el ojo izquierdo hacia abajo y adentro. Al mismo tiempo los párpados y la lengua se afectaban por movimientos de oscilación continuados, mientras que los músculos de la cara y del cuello estaban rígidos y duros. Los miembros, tanto los inferiores como los superiores, por el contrario, quedaron fláccidos y no ofrecieron más que escasa resistencia a los movimientos que se les intentaba aplicar. Durante este acceso, que duró aproximadamente ocho minutos, la respiración y el pulso eran débiles e irregulares; la pérdida de conocimiento era absoluta.

Para el caso de que accesos parecidos llegaran a repetirse, el Sr. Oppelzer prescribió el uso de inhalaciones de cloroformo, que no deberían llegar a producir narcotismo; estas inhalaciones deberían suspenderse si el paciente entraba en sueño comatoso.

El 1 y 7 de julio, se produjeron nuevos accesos eclámpticos, a continuación de los cuales el temblor cesó cada vez, durante media hora aproximadamente, para luego presentarse de nuevo con la intensidad del primero. Además, la sensibilidad general pareció atenuarse y disminuir día a día; la cara presenta una expresión de estupor que recuerda la fisionomía de los individuos afectados por fiebre tifoidea en segundo periodo. El vientre está hinchado; hay heces involuntarias; la orina contiene cierta cantidad de carbonato de amonio, y siempre contiene algunos glóbulos de pus; el enfermo está sumergido en una especie de sueño incompleto, y es casi imposible fijar su atención. Sólo responde con monosílabos a las preguntas que se le dirigen; las fuerzas disminuyen rápidamente, y sobreviene, en la última etapa de su vida, una neumonía. El paciente muere el 10 de julio.

Autopsia. – Varias cavernas tuberculosas en el vértice del pulmón derecho. Hepatización granulosa del lóbulo inferior del mismo pulmón; los dos ventrículos del corazón están dilatados, y contienen sangre coagulada; sus paredes musculares están decoloradas y friables. Induración de la base de las válvulas aórticas; dilatación y osificación del cayado de la aorta. Bazo voluminoso; la membrana mucosa vesical está enrojecida, inyectada, y la capa muscular de la vejiga está igualmente inyectada; los otros órganos abdominales no presentan, por otra parte, alteración notable.

Las paredes de la bóveda del cráneo son muy delgadas, y presentan rugosidades en la superficie de la tabla interna. La duramadre está engrosada y adherente, aquí y allá, en la tabla interna de la calota craneal; la piamadre es opaca, infiltrada de serosidad; existe igualmente una cantidad bastante abundante de serosidad en el tejido celular subaracnoideo. Las circun-

— 9 —

volutions cérébrales sont amincies; les sillons qui les séparent paraissent plus profonds qu'à l'état normal; la substance corticale est d'un brun pâle, la substance médullaire parfaitement blanche et sillonnée de vaisseaux dilatés; la substance cérébrale est consistante, humide. Dans les ventricules, il existe plusieurs drachmes de sérosité transparente; l'épendyme, principalement au niveau de la corne postérieure, est granuleux. Dans l'épaisseur de la couche optique du côté droit on trouve un kyste apoplectique du volume d'un petit haricot, et dont les parois contiennent du pigment. *Le pont de Varole et la moelle allongée sont très manifestement indurés.* La moelle épinière est consistante; dans les cordons latéraux, principalement à la région lombaire, la substance médullaire est parsemée de stries grises opaques. A l'examen microscopique, on trouve *dans l'épaisseur du pont de Varole et de la moelle allongée une production anormale du tissu conjonctif*, ce qui explique l'induration que présentent ces parties. *Quant aux stries opaques observées dans les cordons latéraux de la moelle, elles dépendent de la présence de tissu conjonctif en voie de développement.*

Il s'agit, en résumé, dans cette observation, d'un homme de soixante-douze ans, chez lequel la maladie s'est déclarée vers l'âge de cinquante-neuf ans, sous l'influence de violentes émotions de frayeur. Le *tremblement caractéristique* se manifesta d'abord dans les mains, puis gagna les membres inférieurs. Plus tard, les muscles du cou, de la face, de la langue, furent pris. Déjà alors cet homme avait *une grande faiblesse des membres et une irrésistible tendance à tomber en avant dès qu'il voulait se tenir debout.* Dans les derniers temps de la maladie, il eut une attaque d'hémorrhagie cérébrale, puis des accès épileptiformes. L'examen nécroscopique fit voir un ancien foyer hémorrhagique dans la couche optique du côté droit, et l'on trouva, en outre, *une induration du bulbe rachidien et de la protubérance annulaire, ainsi que des cordons latéraux de la moelle épinière, surtout à la région lombaire, induration constituée par un développement anormal du tissu conjonctif de ces organes.*

La lecture de cette intéressante observation nous a suggéré l'idée d'en rapprocher les descriptions et les faits cliniques rapportés par les auteurs que nous avons cités, et d'esquisser, à l'aide de ces matériaux, une courte histoire de la paralysie agitante. Cette histoire, pour laquelle nous mettrons encore à profit plusieurs cas qui ont été pendant longtemps soumis à notre observation, sera nécessairement fort incomplète; mais elle aura du moins, nous l'espérons, l'avantage d'indiquer, en même temps que les points définitivement acquis à la science, les nombreuses lacunes qui restent à combler.

Il conviendra, en conséquence, d'exposer d'abord dans tous

voluciones cerebrales están adelgazadas; los surcos que les separan parecen más profundos que en estado normal; la sustancia cortical es de un castaño pálido, la sustancia medular perfectamente blanca y acanalada por vasos dilatados; la sustancia cerebral es consistente, húmeda. En los ventrículos hay varias dracmas de serosidad transparente; el epéndimo, principalmente a nivel del asta posterior, es granuloso. En el espesor del tálamo óptico del lado derecho se encuentra un quiste apopléctico del volumen de una pequeña habichuela, y cuyas paredes contienen pigmento. El *puente de Varolio y la médula elongada están evidentemente muy endurecidas.* La médula espinal es consistente; en los cordones laterales, principalmente en región lumbar, la sustancia medular está salpicada de estrías gris opaco. Al examen microscópico, se encuentra *en el espesor del puente de Varolio y de la médula alargada una producción anormal de tejido conjuntivo*, lo que explica el endurecimiento que estas partes presentan. *En cuanto a las estrías opacas observadas en los cordones laterales de la médula, dependen de la presencia de tejido conjuntivo en vía de desarrollo.*

En resumen, se trata en esta observación de un hombre de setenta y dos años, en el que la enfermedad se ha presentado hacia la edad de cincuenta y nueve años, bajo la influencia de violentas emociones de espanto. El temblor característico se manifestó primero en las manos, luego alcanzó los miembros inferiores. Más tarde, atrapó los músculos del cuello, de la cara, de la lengua. Para entonces este hombre tenía *una gran debilidad de los miembros y una irresistible tendencia a caer hacia delante en cuanto quería mantenerse de pie.* En los últimos periodos de la enfermedad tuvo un ataque de hemorragia cerebral; luego, accesos epileptiformes. El examen necrópsico reveló un antiguo foco hemorrágico en el tálamo óptico del lado derecho, y se le encontró, además, *una induración del bulbo raquídeo y de la protuberancia anular, así como de los cordones laterales de la médula espinal, sobre todo en la región lumbar, induración constituida por un desarrollo anormal del tejido conjuntivo de estos órganos.*

La lectura de esta interesante observación nos ha sugerido la idea de cotejar las descripciones y hechos clínicos relatados por los autores que hemos citado, y esbozar, con ayuda de estos materiales, una corta historia de la parálisis agitante. Esta historia, para la cual aprovecharemos también varios casos que han sido sometidos a observación por nosotros durante mucho tiempo, será necesariamente muy incompleta; pero tendrá al menos, esperamos, la ventaja de indicar, al mismo tiempo que los puntos definitivamente ganados por la ciencia, las numerosas lagunas que quedan por rellenar.

Convendrá, en consecuencia, exponer primero en todos

leurs détails les circonstances variées qui composent l'histoire de
la maladie : symptômes fondamentaux ou accessoires, considérés,
soit isolément, soit dans leur mode d'enchaînement réciproque ;
résultats fournis par l'examen nécroscopique, données étiologiques ;
tentatives thérapeutiques. Après cela seulement, il sera permis de
rechercher jusqu'à quel point il est possible d'interpréter ces divers
faits pathologiques au point de vue de la physiologie actuelle.

CHAPITRE PREMIER.

I. — SYMPTÔMES, MODE D'ÉVOLUTION, PRONOSTIC DE LA PARALYSIE AGITANTE.

A. *Tremblement.* — Le tremblement constitue en réalité le
symptôme fondamental de la paralysie agitante ; bien que, considéré abstractivement et au seul point de vue de la forme, il ne
présente dans cette affection aucun caractère vraiment pathognomonique, il s'y montre habituellement avec un degré d'intensité
et accompagné de circonstances qu'on ne retrouve guère ailleurs ;
aussi en ferons-nous l'objet d'une étude particulière. C'est lui qui,
dans la majorité des cas, ouvre la scène morbide, et il affecte tout
d'abord l'un des membres ; quelquefois cependant il se montre en
premier lieu à la tête. Enfin il n'est pas très rare de le voir porter
presque simultanément, soit sur les membres supérieurs et inférieurs d'un même côté du corps, soit sur les deux membres supérieurs, soit encore sur les deux membres inférieurs. Si le membre
supérieur d'un côté, comme cela est le plus fréquent, a été seul
pris tout d'abord, le tremblement apparaîtra ensuite tôt ou tard
dans le membre inférieur du même côté. Il est des cas où, pendant
longtemps, les troubles morbides restent ainsi limités, de manière
à constituer ce qu'on a quelquefois appelé la *forme hémiplégique*
de la paralysie agitante.

Obs. — Marshall-Hall (*loc. cit.*) a rapporté un fait de paralysie agitante hémiplégique qu'il a pu longtemps observer : Macleod, âgé de vingt-

sus detalles las variadas circunstancias que componen la historia de la enfermedad: síntomas fundamentales o accesorios, considerados, sea aisladamente, sea en su modo de enlace recíproco; resultados aportados por el examen necrópsico, datos etiológicos, tentativas terapéuticas. Sólo después de eso, será permitido investigar hasta qué punto es posible interpretar estos diversos hechos patológicos desde el punto de vista de la fisiología actual.

—

CAPÍTULO PRIMERO

I. - SÍNTOMAS, MODO DE EVOLUCIÓN, PRONÓSTICO DE LA PARÁLISIS AGITANTE.

A. *Temblor.* El temblor constituye en realidad el síntoma fundamental de la parálisis agitante; aunque, considerado concretamente y desde la única perspectiva de su forma, no presenta en esta afección ninguna característica verdaderamente característica, se presenta habitualmente con cierta intensidad y acompañado de circunstancias que casi no se encuentran por otro lado; así haremos de esto objeto de un estudio particular. Es lo que, en la mayoría de casos, inaugura la escena mórbida, y afecta al principio a uno de los miembros; a veces sin embargo aparece en primer lugar en la cabeza. Finalmente, no es muy raro encontrarlo casi simultáneamente, sea en los miembros superiores e inferiores de un mismo lado del cuerpo, sea en los dos miembros superiores, sea, incluso, en los dos miembros inferiores. Si el miembro superior de un lado, como es lo más frecuente, ha sido el único afectado al principio, el temblor aparecerá luego, pronto o tarde, en el miembro inferior del mismo lado. Se trata de casos en los que, durante mucho tiempo, los trastornos mórbidos permanecen así limitados, de forma que constituyen lo que a veces se ha llamado la *forma hemipléjica* de la parálisis agitante.

OBS. – Marshall-Hall (*loc.cit.*) ha descrito un caso de parálisis agitante hemipléjico que ha podido observar mucho tiempo: Macleod, de veinti-

— 11 —

huit ans, est affecté de faiblesse et d'agitation du bras droit et de la jambe, augmentées par toutes les causes d'agitation ou par le mouvement ; on voit bien cet effet se produire, lorsque cet homme marche ou lorsqu'il passe sa canne d'une main à l'autre ; il y a, en outre, une oscillation latérale toute particulière des yeux, un léger bégayement, et une articulation défectueuse.

Nous devons à l'obligeance de notre collègue M. le docteur Hillairet (1) de pouvoir consigner ici un fait du même genre, qu'il a observé à l'hôpital Saint-Louis.

Obs. — Le nommé André X..., âgé de soixante ans, marinier, demeurant à Juvisy-sur-Orge, est entré, le 1er avril 1861, au pavillon Gabrielle, chambre 21, à l'hôpital Saint-Louis. C'est un homme d'un tempérament sanguin, d'une forte constitution ; il a été sujet depuis dix ans jusqu'à vingt-huit ans à des migraines qui duraient cinq à six jours et qui se montraient surtout intenses dans la seconde partie de la journée. — Il a éprouvé, il y a cinq ou six ans, un lumbago qui a duré une quinzaine de jours ; à part cela, aucune affection rhumatique ; d'ailleurs, il a toujours joui d'une bonne santé. Il n'a jamais fait d'excès, mais il a toujours beaucoup travaillé manuellement sans cependant que l'un de ses membres supérieurs fût plus exercé ou fatigué que l'autre ; pas de maladies nerveuses chez les ascendants ou collatéraux. L'affection pour laquelle il entre à l'hôpital a débuté insensiblement et progressivement, il y a un an, par le membre supérieur droit, sans cause appréciable. Plus tard, le membre inférieur correspondant a été agité du même tremblement ; les membres du côté gauche sont toujours restés indemnes ; ce tremblement n'a été accompagné, à aucune époque, de douleurs, ni dans les membres agités, ni ailleurs.

État actuel. — Le membre supérieur droit est agité d'un tremblement continuel. Le tremblement est rémittent au membre inférieur correspondant ; il est beaucoup plus prononcé, plus désordonné au premier qu'au second. Au membre supérieur, il consiste en une succession de flexions et d'extensions de la main sur l'avant-bras, les mouvements d'extension étant d'ailleurs moins prononcés que ceux de flexion. Le malade fait cesser le tremblement lorsqu'il applique brusquement la main sur un objet, ou lorsqu'il la porte derrière le dos, quand il la pose solidement sur un plan résistant ou quand il lui fait exécuter les mouvements de pronation et de supination. C'est, dans la demi-pronation, lorsqu'il abandonne le bras à lui-même et qu'il ne fait aucun effort énergique que le tremblement est le plus prononcé. L'extension ou l'occlusion forcée de la main fait encore disparaître momentanément l'agitation ; mais elle reparaît bientôt faible d'abord, puis de plus en plus énergique. Le tremblement du pied a pour centre d'action, l'articulation tibio-astragalienne ; il est moins prononcé que celui de la main et se manifeste surtout lorsque le pied ne repose pas à terre ou lorsqu'il n'y est pas appuyé en totalité. Le malade assure qu'il

(1) M. le docteur Hillairet a recueilli à l'hospice des Incurables et à l'hôpital Saint-Louis plusieurs observations très intéressantes de paralysie agitante, qu'il a bien voulu mettre à notre disposition, et dont nous avons tiré profit pour ce travail.

ocho años de edad, está afectado de debilidad y agitación del brazo derecho y de la pierna, aumentados por todas las causas de agitación y por el movimiento; se ve bien que esta efecto se produce cuando este hombre camina o cuando pasa su bastón de una a otra mano; hay, además, una oscilación lateral completamente singular de los ojos, un ligero tartamudeo y articulación defectuosa.

Debemos a la cortesía de nuestro colega, el Sr. Doctor Hillairet (1) poder consignar aquí un caso del mismo género, que él ha observado en el hospital Saint-Louis.

OBS. – El llamado Adré X… , de sesenta años, marinero, domiciliado en Juvisy-sur Orge, ha entrado, el 1 de abril de 1861, en el pabellón Gabrielle, cama 21, en el hospital Saint-Louis. Es un hombre de temperamento sanguíneo, de fuerte constitución; ha padecido desde los diez a los veintiocho años, migrañas que duraban cinco a seis días que se presentaban especialmente intensas en la segunda parte del día. – Ha sufrido, hace cinco o seis años, un lumbago que ha durado una quincena de días; aparte de eso, ninguna afección reumática; por otra parte, siempre ha gozado de buena salud. Nunca ha hecho excesos sino que siempre ha trabajado mucho manualmente sin que sin embargo uno de sus miembros superiores hiciera más ejercicio que el otro; ausencia de enfermedades nerviosas en ascendientes o colaterales. La afección por la que ingresa en el hospital ha comenzado insensible y progresivamente, hace un año, por el miembro superior derecho, sin causa apreciable. Más tarde, el miembro inferior correspondiente se ha agitado con el mismo temblor; las extremidades del lado izquierdo siempre han permanecido indemnes; el temblor no se ha acompañado, en ninguna época, de dolores, ni en los miembros agitados, ni por otra parte.

Estado actual. – El miembro superior derecho está agitado por un temblor continuo. El temblor es intermitente en el miembro inferior correspondiente; es mucho más pronunciado y más desordenado en el primero que en el segundo. En el miembro superior, consiste en una sucesión de flexiones y extensiones de la mano sobre el antebrazo, siendo por otra parte los movimientos de extensión menos pronunciados que los de flexión. El enfermo hace cesar el temblor cuando aplica bruscamente la mano sobre un objeto, o cuando la lleva detrás de la espalda, cuando la coloca firmemente sobre un plano resistente o cuando le hace realizar movimientos de pronación y supinación. Durante la semi-pronación y cuando deja el brazo a su aire y no hace ningún esfuerzo enérgico, es cuando el temblor está más pronunciado. La extensión, o la oclusión forzada de la mano hace también que desaparezca momentáneamente la agitación; pero ésta reaparece pronto, débil al principio, luego cada vez más enérgica. El temblor del pie tiene como centro de acción la articulación tibio-astragalina; es menos pronunciado que el de la mano y se manifiesta sobre todo cuando el pie no descansa sobre el suelo o cuando no está apoyado en su totalidad. El enfermo asegura que él

(1) El Sr. Doctor Hillairet ha recogido en el hospicio de los Incurables y en el hospital Saint-Louis varias observaciones muy interesantes de parálisis agitante que ha estimado bien poner a nuestra disposición, y de las que hemos sacado provecho para este trabajo.

— 12 —

est aussi fort et aussi adroit du bras droit que du bras gauche. Pas de douleurs dans les membres affectés, seulement un sentiment de fatigue s'y
prononce lorsque le tremblement y a été intense. La sensibilité et la con-
tractilité y sont parfaitement intactes ; aucun autre trouble appréciable
du système nerveux, si ce n'est que le caractère est devenu irritable. La
nutrition des parties affectées n'est en rien modifiée. Le malade a été
électrisé trois fois à trois jours d'intervalle ; à la suite de ce traitement
il assure pouvoir maîtriser son tremblement pendant plus longtemps qu'il
ne pouvait le faire auparavant. À ce moment il est obligé de sortir de l'hôpital pour ses affaires ; il n'y reparaît plus.

Notre collègue, M. le docteur Axenfeld, nous a communiqué
une observation recueillie à l'Hôtel-Dieu dans son service, et qui
offre aussi un exemple remarquable de paralysie agitante limitée
au côté droit du corps.

Plus tard, il en a été du moins ainsi dans les cas où le développement de la maladie a pu être suivi jusqu'à sa dernière période,
le tremblement envahit successivement le bras, la jambe du côté
opposé, et la tête enfin, si déjà elle n'a été atteinte. Les mains
sont à peu près constamment les parties où il révèle surtout son
intensité.

Dès son apparition, le tremblement présente déjà des caractères
bien tranchés qui peuvent, par la suite, s'exagérer singulièrement,
mais en conservant toutefois leur forme originelle. Il consiste en
oscillations régulières et, pour ainsi dire, rhythmiques : ainsi, les
bras sont-ils privés d'appui ; on voit les mains, supposées en pronation, se porter alternativement, soit de dedans en dehors et
de dehors en dedans, soit de haut en bas et de bas en haut ;
ou bien encore, ce qui est peut-être le plus fréquent, l'oscillation se fait dans une direction oblique intermédiaire aux
deux directions que nous venons d'indiquer. Si le malade saisit
et veut porter un objet un peu lourd, le sens des oscillations
devient encore plus complexe, car aux mouvements latéraux,
verticaux ou obliques, s'entremêlent des mouvements alternatifs
et plus ou moins étendus de pronation et de supination. S'il vient
enfin à presser la main du médecin, celui-ci reconnaît que la
pression ainsi exercée s'accompagne de secousses plus ou moins
marquées coïncidant avec les mouvements oscillatoires qu'exécute
la main, bien qu'en ce moment même elle soit soutenue.

Dans les membres inférieurs, le tremblement se fait aussi dans
des sens variés, et, de même que cela a lieu pour les membres
supérieurs, c'est à l'extrémité des leviers, c'est-à-dire aux pieds,
qu'il se manifeste dans toute sa force. Le malade est-il debout, on
le voit osciller tantôt d'avant en arrière et réciproquement, tantôt
ses deux genoux s'écartent et se rapprochent alternativement. Ce

es tan fuerte y tan hábil con el brazo derecho como con el izquierdo. Ausencia de dolores en los miembros afectados, sólo resulta un sentimiento de fatiga cuando el temblor ha sido allí intenso. La sensibilidad y la contractilidad están perfectamente intactas; ningún otro trastorno apreciable del sistema nervioso salvo que el carácter se ha hecho irritable. El trofismo de las partes afectadas no se ha modificado en nada. El paciente ha sido electrizado tres veces con tres días de intervalo; a continuación de este tratamiento asegura manejar su temblor durante más tiempo de lo que podía hacerlo antes. En este momento se ve obligado a salir del hospital por sus asuntos; no ha vuelto a aparecer.

Nuestro colega, el Sr. doctor Axenfeld, nos ha comunicado una ob-servación recogida en su servicio del Hôtel-Dieu, y que ofrece también un ejemplo destacado de parálisis agitante limitado al lado derecho del cuerpo.

Más tarde (al menos así ha sido en los casos en que se ha podido seguir el desarrollo de la enfermedad hasta su último periodo) el temblor invade sucesivamente el brazo, la pierna del lado opuesto, y finalmente la cabeza, si es que antes no estaba afectada. Las manos son casi siempre las partes en que se revela especialmente su intensidad.

Desde su aparición, el temblor presenta ya características bien delimitadas que pueden, a continuación, exagerarse especialmente, pero conservando sin embargo su forma original. Consiste en oscilaciones regulares y, por así decir, rítmicas: así, con los brazos sin apoyo, se ven las manos, supongamos que en pronación, dirigirse alternativamente, sea de dentro afuera y de fuera adentro, sea de arriba abajo y de abajo arriba; o incluso, lo que además es quizá más frecuente, la oscilación se hace en una dirección oblicua intermedia entre las dos direcciones que acabamos de indicar. Si el paciente agarra y quiera llevar un objeto algo pesado, el sentido de las oscilaciones se hace todavía más complejo, pues con los movimientos laterales, verticales y oblicuos, se entre-mezclan movimientos alternativos y más o menos extensos de pronación y de supinación. Si él llega finalmente a apretar la mano del médico, éste reconoce que la presión así ejercida se acompaña de sacudidas más o menos marcadas coincidiendo con los movimientos oscilatorios que ejecuta la mano, incluso aunque en este momento está sostenida.

En los miembros inferiores, el temblor se produce también en sentidos variados, y, lo mismo que ocurre en los miembros superiores, es en la extremidad de la palanca, es decir, en los pies, donde se manifiesta con toda su fuerza. Con el enfermo de pie, se le ve oscilar, bien de adelante atrás y recíprocamente, o bien sus dos rodillas se separan y aproximan alternativamente. Este

— 13 —

dernier mouvement oscillatoire peut se montrer encore parfois alors que le malade est assis, ou bien, dans cette même attitude, il y a dans quelques cas soulèvement et abaissement successifs des pieds, de manière à déterminer une sorte de percussion rhythmique du sol, ainsi qu'on le voit par l'exemple suivant, que nous empruntons à M. Toulmouche :

OBS. — M. J..., homme de loi, âgé de soixante-seize ans, d'un tempérament sanguin, commença à éprouver, à soixante-seize ans, un tremblement des extrémités inférieures, qui augmenta progressivement, au point qu'il devint nécessaire de placer une peau de mouton sous ses pieds pour empêcher que les audiences de la cour, dont il était président, ne fussent troublées par le bruit qu'occasionnait la percussion continuelle de ceux-ci sur le plancher. Une fois debout, il n'éprouvait rien de semblable. Peu à peu les mouvements involontaires envahirent les bras ; il éprouva à plusieurs reprises des congestions cérébrales, et les facultés intellectuelles diminuèrent.

Depuis un an, la marche était devenue difficile et irrégulière ; il était porté malgré lui en avant, en pas étendus et précipités, dont la vitesse diminuait peu à peu si la progression continuait, tandis que, s'il se présentait un obstacle mécanique à la marche, le malade semblait menacé de perdre l'équilibre, et était obligé, pour éviter de tomber, de se cramponner au premier corps qui s'offrait à lui. Plus tard, il succomba à une affection cérébrale (1).

Agitée par le tremblement, la tête oscille de droite à gauche, et réciproquement, ou bien, — et c'est là le cas le plus ordinaire, — le mouvement se montre complexe, mélangé qu'il est d'oscillations latérales et antéro-postérieures.

En général, le tremblement persiste d'une manière continue pendant l'état de veille ; c'est exceptionnellement qu'on y observe des périodes de repos plus ou moins longues alternant avec des périodes d'agitation. Aussi ne ferions-nous pas entrer dans la caractéristique de la maladie ce trait indiqué par Parkinson, à savoir que « si, par suite d'un brusque changement de position, le tremblement cesse dans un membre, il reparaît bientôt dans un autre membre. » Nous pensons de même qu'il faut en exclure cette autre particularité signalée par le docteur Spiess, à savoir que le tremblement de la paralysie agitante se montre sous forme d'accès plus ou moins longs, plus ou moins violents, et qui prennent quelquefois le caractère de véritables accès convulsifs (2). Mais si

(1) Toulmouche, Mémoires de l'Académie de médecine, t. II, 1833, p. 371 ; et Roth, Mémoire cité, p. 48.
(2) Spiess, Pathologische Physiologie, Francfort-sur-le-Mein, 1857, 1 Abth., p. 91.

último movimiento oscilatorio puede presentarse a veces incluso cuando el enfermo está sentado, o bien, en esta misma actitud, hay en algunos casos elevación y descenso sucesivos de los pies, de forma que provocan una serie de percusiones rítmicas del suelo, tal como se ve en el ejemplo siguiente que nos presta el Sr. Toulmouche:

OBS. – M. J..., hombre de leyes, de setenta y seis años, de temperamento sanguíneo, comenzó a sentir, a los setenta y seis años, un temblor de las extremidades inferiores que aumentó progresivamente, hasta el punto de que se hizo necesario colocar una piel de borrego bajo sus pies para impedir que las audiencias de la corte, de la que era presidente, no se alterasen por el ruido que ocasionaba esa percusión continua sobre el suelo. Una vez en pie, no le afectaba nada parecido. Poco a poco los movimientos involuntarios invadieron los brasos; padeció varias recaídas de congestiones cerebrales, y las facultades intelectuales disminuyeron.

Desde hace un año, la marcha se había hecho difícil e irregular; a su pesar se echaba adelante, con pasos ampliados y precipitados, cuya velocidad disminuía poco a poco si continuaba la progresión, mientras que, si se presentaba un obstáculo mecánico para la marcha, el paciente parecía en peligro de perder el equilibrio y, para evitar caer, estaba obligado a agarrarse al primer cuerpo que se le ofrecía. Más tarde, sucumbió de una afección cerebral (1).

Impulsada por el temblor, la cabeza oscila de derecha a izquierda, y recíprocamente, o bien, -y ése es el caso más común- el movimiento se presenta complejo, mezclado con oscilaciones laterales y antero-posteriores.

En general, el temblor persiste de modo continuo durante el estado de vigilia; es excepcional que se observen periodos de reposo más o menos largos alternando con periodos de agitación. Tampoco haríamos encajar en la característica de la enfermedad este rasgo indicado por Parkinson, a saber, que "si, a continuación de un cambio brusco de posición, el temblor cesa en un miembro, reaparece pronto en otra extremidad". Nosotros pensamos igualmente que hay que excluir esta otra particularidad señalada por el doctor Spiess, a saber, que el temblor de la parálisis agitante se presenta en forma de accesos más o menos largos, más o menos violentos, y que a veces toman el carácter de verdaderos accesos convulsivos (2). Pero si

(1) Toulmouche, *Memorias de la Academia de medicina*, t. II, 1833, p. 371; y Roth, Memoria citáda, p. 48.
(2) Spiess, *Pathologische Physiologie*, Francfort-sur-le-Mein, 1857, 1 Abth., p. 01.

— 14 —

nous soutenons que le tremblement, dans l'état de veille, est continu, ou peu s'en faut, nous ne voulons pas dire par là qu'il n'offre aucune variation d'intensité. Il existe même telles influences qui très manifestement ont le pouvoir de l'amoindrir ou de le suspendre momentanément, pourvu toutefois que la maladie ne soit pas encore parvenue à une époque trop avancée de son développement. Il cesse, par exemple, à peu près complétement dès que l'avant-bras et la main reposent dans toute leur longueur sur un point d'appui solide. Du reste, le moindre soutien appliqué à l'avant-bras suffit pour diminuer considérablement l'étendue et la force des oscillations. En général, l'agitation est plus marquée dans la station verticale qu'elle ne l'est dans l'attitude assise. Il y a cependant des exceptions à cette règle, ainsi qu'on le voit par l'observation rapportée par M. Toulmouche : ici le tremblement des membres inférieurs, si prononcé lorsque le malade restait assis, cessait pour peu qu'il se levât. On peut, dans certains cas, comme l'a vu le docteur Blasius (1), suspendre momentanément le tremblement en appelant fortement l'attention du malade, en lui adressant, par exemple, des questions imprévues, ou par quelque autre moyen analogue. L'influence de la volonté, un effort énergique, peuvent avoir encore le même résultat (2).

S'il est des influences qui tendent à limiter la force et l'étendue des oscillations, il en est d'autres, par contre, qui agissent en sens inverse. La station verticale succédant à l'attitude assise est, on l'a vu, l'une de ces influences; on peut en dire autant de la plupart des actes qui réclament l'emploi des parties agitées; jamais, en effet, le tremblement ne se montre aussi énergique qu'alors que le malade veut faire usage de ses mains dans une intention quelconque, pour se vêtir, par exemple, ou pour manger; mais c'est dans l'action de boire qu'il s'exagère surtout : le verre est tellement oscillant que le liquide est souvent renversé : les deux mains doivent alors être employées, et même, si l'agitation de la tête est moindre que celle des membres supérieurs, le malade saisit d'abord avec ses lèvres le bord de son verre, auquel il porte ensuite les mains; après quoi, grâce à ce triple point d'appui, il lui devient possible, en se redressant, de boire sans aide. S'il s'agit de marcher, dans les cas où l'affection est encore peu intense, le tremblement des membres inférieurs, d'abord plus ou moins accusé, s'amoindrit quelquefois ou même disparaît après quelques pas ; mais le plus communément, au contraire, l'agitation de ces membres s'exaspère et se communique même aux autres parties du

(1) *Loc. cit.*
(2) Elliotson, *loc. cit.*

sostenemos que el temblor, en el estado de vigilia, es continuo, o puede faltar, no queremos con eso decir que no ofrezca ninguna variación de intensidad. Existen incluso tales influencias que pueden, de modo muy manifiesto, aminorarlo o suspenderlo momentáneamente, supuesto no obstante que la enfermedad no haya llegado ya a una época demasiado avanzada de su desarrollo. Cesa, por ejemplo, casi completamente en cuanto el antebrazo y la mano descansan en toda su longitud sobre un punto de apoyo sólido. Por lo demás, la menor sujeción aplicada al antebrazo basta para disminuir considerablemente la extensión y la fuerza de las oscilaciones. En general, la agitación es más marcada en la estación vertical de lo que es en la actitud sentada. Hay sin embargo excepciones a esta regla, tal como se ve en la observación del Sr. Toul-mouche: aquí el temblor de los miembros inferiores, tan pronunciado cuando el paciente permanecía sentado, cesaba a poco que se levantara. En algunos casos se puede, como ha visto el doctor Blasius (4), suspender momentáneamente el temblor llamando fuertemente la atención del enfermo, dirigiéndole, por ejemplo, preguntas imprevistas, o por cualquier otro medio parecido. La influencia de la voluntad o un enérgico esfuerzo pueden obtener el mismo resultado (2).

Si hay influencias que tienen a limitar la fuerza y extensión de las oscilaciones, hay otras, por el contrario, que actúan en sentido inverso. La estación vertical que sucede a la actitud sentada es, se ha visto, una de estas influencias; se puede decir otro tanto de la mayoría de los actos que requieren el uso de las partes agitadas; nunca, en efecto, el temblor se muestra tan enérgico que cuando el paciente quiere usar sus manos con cualquier intención, para vestirse, por ejemplo, o para comer; pero lo que lo exagera sobremanera es la acción de beber: el vaso oscila tanto que el líquido se derrama a menudo: hay que usar entonces las dos manos, e incluso, si la agitación de la cabeza es menor que la de los miembros superiores, el enfermo primero coge con sus labios el borde de su vaso, al cual enseguida lleva las manos, después de lo que, gracias a este triple punto de apoyo, se le hace posible, reconduciéndose, beber sin ayuda. Si se trata de caminar, en los casos en que la afección es aún poco intensa, el temblor de los miembros inferiores, al principio más o menos acusado, se aminora a veces o incluso desaparece después de algunos pasos; pero lo más común, por el contrario, la agitación de estos miembros se exaspera e incluso se comunica otras partes del

(1) Loc. cit.
(2) Elliotson, loc. cit.

corps. D'ailleurs, nous verrons plus loin que les mouvements né-
cessités par la station et surtout par la locomotion offrent, à une
période plus avancée, des troubles considérables. Il importe de
noter que le tremblement s'accroît encore par l'usage des boissons excitantes, telles que les liqueurs alcooliques, les infusions de
thé, de café, etc. Les émotions les plus diverses, pour peu qu'elles
aient quelque intensité, agissent dans le même sens et de la façon
la plus remarquable.

Tout ceci est relatif à l'état de veille; pour ce qui concerne l'influence du sommeil sur les phénomènes extérieurs de la paralysie
agitante, elle a été diversement appréciée par les auteurs. D'après
les uns, le sommeil suspendrait toujours le tremblement; d'après
les autres, — et Parkinson est de ce nombre, — il ne le modifie-
rait point. Tout porte à croire que ces derniers n'ont observé cette
circonstance que dans des cas où le sommeil était peu profond;
nous sommes, pour notre compte, fort disposés à admettre l'effet
suspensif d'un profond sommeil; au moins chez les malades que
nous avons observés, cet effet était-il bien marqué. Il en était de
même dans le cas rapporté par M. Oppolzer, bien que la maladie
fût d'ailleurs très intense. De son côté, M. Blasius (*loc. cit.*), qui
paraît avoir étudié ce point d'une manière toute spéciale, aurait
vu le sommeil, pourvu qu'il fût profond, amener toujours la ces-
sation des troubles du mouvement.

Pour en finir avec les circonstances qui peuvent exercer une
influence plus ou moins puissante sur le tremblement de la paralysie agitante, nous devons signaler encore les particularités suivantes : Dans un de ces cas rapportés par Parkinson, une hémiplégie s'était déclarée pendant le cours de la maladie; tant que
dura cette hémiplégie, le tremblement cessa d'exister dans les
parties paralysées; mais il s'y montra de nouveau dès que la paralysie eut cessé. M. le docteur Hillairet a observé aussi un cas de
paralysie agitante datant de dix ans, et dans lequel une hémiplégie
diminua très notablement le tremblement du bras paralysé. —
M. Lebert (1) a vu à Breslau deux cas dans lesquels le tremblement, qui avait résisté à toutes les médications, disparut dans la
dernière période de la maladie, alors que des affections intercurrentes graves, et bientôt suivies de mort, se furent manifestées.
— On voit enfin, dans l'observation du professeur Oppolzer, le
tremblement se suspendre, à deux reprises, pendant une demi-
heure environ, à la suite d'accès éclamptiques, mais chaque fois
reparaître ensuite avec sa première intensité.

Un des caractères du tremblement, dans la paralysie agitante,

_____

(1) Lebert, *Handbuch der praktischen Medizin*, Tubing, 1860, Bd. II.

cuerpo. Por otra parte, veremos más adelante que los movimientos necesarios para permanecer de pie y sobre todo para la locomoción ofrecen, en un periodo más avanzado, trastornos considerables. Es importante observar que el temblor aumenta también por el uso de bebidas excitantes, como los licores alcohólicos, las infusiones de té, de café, etc. Las emociones más diversas, por poca intensidad que tengan, actúan en el mismo sentido y de la manera más destacada.

Todo esto es en relación al estado de vigilia; en lo que concierne a la influencia del sueño sobre los fenómenos externos de la parálisis agitante, ha sido apreciada de modo diverso por los autores. Según unos, el sueño suspendería siempre el temblor; para otros -y Parkinson es de este grupo-, no lo modificaría nada. Todo lleva a creer que estos últimos no han observado esta circunstancia más que en los casos en que el sueño era poco profundo; nosotros, por nuestra parte, estamos muy dispuestos a admitir el efecto suspensivo de un sueño profundo; al menos en los enfermos que hemos observado, este efecto era muy evidente. Lo mismo era en el caso descrito por el Sr. Oppolzer, aunque la enfermedad fuese por otro lado muy intensa. De su parte, el Sr. Blasius (*loc.cit.*), que parece haber estudiado este punto de una manera muy especial, habría visto que el sueño, supuesto que sea profundo, lleva siempre al cese de los trastornos del movimiento.

Para terminar con las circunstancias que pueden ejercer una influencia más o menos poderosa sobre el temblor de la parálisis agitante, debemos señalar además las particularidades siguientes: En uno de los casos descritos por Parkinson, una hemiplejia se había presentado durante el curso de la enfermedad; mientras duró esta hemiplejia el temblor dejó de existir en las partes paralizadas; pero se presentó de nuevo en cuanto la parálisis cesó. El Sr. Doctor Hillairet ha observado también un caso de parálisis agitante originado diez años atrás, y en el que una hemiplejia disminuyó muy notablemente el temblor del brazo paralizado. - El Sr. Lebert (1) ha visto en Breslau dos casos en los que el temblor, que había resistido a todas las medicaciones, desapareció en el último periodo de la enfermedad, cuando se manifestaron afecciones intercurrentes graves, y pronto seguidas de muerte. - Se ve finalmente, en la observación del profesor Oppolzer, suspenderse el temblor, en dos recaídas, durante media hora aproximadamente, a continuación de accesos eclámpticos, pero en cada ocasión reaparecer después con su primera intensidad.

Una de las características del temblor, en la parálisis agitante,

(1) Lebert, Handbuch der praktischen Medizin, Tubing, 1860, Bd. II.

— 16 —

c'est que, la maladie suivant sa marche naturelle, il subit une augmentation fatalement progressive. L'agitation de la tête, mais surtout celle des membres, deviennent avec le temps de plus en plus intenses : à un moment donné les malades sont souvent incapables de se servir eux-mêmes; il faut qu'on les habille, qu'on les fasse boire et manger; le tremblement des membres inférieurs participe, à son tour, à cette aggravation; on a pu voir alors les deux genoux s'entre-choquer sans relâche, et avec une violence telle qu'on fut conduit à imaginer un appareil destiné à amortir les chocs et à prévenir les excoriations (1). On conçoit de reste que, en pareil cas, la locomotion, si elle est encore possible, doive offrir des troubles profonds et variés ; mais c'est là un point embarrassant sur lequel nous reviendrons plus particulièrement.

Habituellement le tremblement reste limité aux muscles des membres et du cou ; on peut voir cependant, dans quelques cas à la vérité exceptionnels, les muscles de la face, des mâchoires, de la langue, ceux des globes oculaires même, présenter des contractions involontaires ; alors l'articulation des mots, la mastication, la déglutition même deviennent difficiles; l'écoulement involontaire de la salive se trouve notée par plusieurs observateurs (2).

B. *Symptômes accessoires.* — *a*. L'*irritabilité musculaire* de parties agitées paraît se conserver intacte; si, dans le cas du professeur Oppolzer, cette propriété a paru affaiblie, il est juste de remarquer que la maladie s'accompagnait de complications tout à fait insolites. — On peut en dire autant de la *sensibilité* des diverses parties du corps; elle n'offre, en général, aucun trouble; il n'y a point le plus souvent d'anesthésie cutanée, pas d'hyperesthésie. Cependant, dans un cas observé par le professeur Romberg, des douleurs mobiles se manifestaient habituellement, non-seulement dans les parties atteintes de tremblement, mais aussi dans les parties restées indemnes. L'apparition de ces douleurs coïncidait d'ailleurs avec une exagération de l'agitation des membres affectés (3). Dans un autre fait rapporté par le même auteur, il s'agit d'une femme atteinte de tremblement de la main gauche, et qui éprouvait des douleurs dans le pouce de cette main et le bras correspondant; ces douleurs, qui paraissaient être de nature rhumatismale, avaient précédé le tremblement (4). Dans le cas déjà mentionné de M. Axenfeld, le malade offrait une diminution pro-

(1) Romberg, *loc. cit.*
(2) Parkinson, Trousseau, Oppolzer.
(3) Romberg, *Klinische Ergebnisse*, Berlin, 1846, p. 59.
(4) Romberg, *Klinische Wahrnehmungen*, Berlin, 1851, p. 36

es que la enfermedad, siguiendo su marcha natural, experimenta un aumento fatalmente progresivo. La agitación de la cabeza, pero sobre todo la de los miembros, se hacen con el tiempo cada vez más intensas: en un momento dado, a menudo los enfermos son incapaces de servirse ellos mismos; hay que vestirlos, que se les haga beber y comer; el temblor de los miembros inferiores participa, a su vez, de este agravamiento; se ha podido ver las dos rodillas entrechocándose sin descanso, y con tal violencia que eso condujo a imaginar un aparato destinada a amortiguar los golpes y prevenir las excoriaciones (1). Se concibe de sobra que, en caso similar, la locomoción, si todavía es posible, debe dar trastornos profundos y variados; pero es ése un punto embarazoso sobre el que volveremos de forma más concreta.

Habitualmente el temblor queda limitado a los músculos de los miembros y del cuello; se puede ver sin embargo, en algunos casos en verdad excepcionales, que presentan contracturas involuntarias los músculos de la cara, de los maxilares, de la lengua, incluso de los globos oculares; entonces la articulación de las palabras, la masticación, hasta la deglución se hacen difíciles; el derrame involuntario de la saliva se encuentra reseñado por varios observadores (2).

B. *Síntomas accesorios.* - a. La *irritabilidad muscular* de las partes agitadas parece conservare intacta; si, en el caso del profesor Oppolzer, esta propiedad ha parecido débil, es justo destacar que la enfermedad se acompañaba de complicaciones de todo punto insólitas. –Se puede decir otro tanto de la *sensibilidad* de las diversas partes del cuerpo; en general no da ningún trastorno; no hay nada, comúnmente, de anestesia cutánea, tampoco hiperestesia. Sin embargo, en un caso observado por el profesor Romberg, se manifestaban habitualmente dolores cambian-tes, no sólo en las partes afectadas por el temblor, sino también en las que permanecían indemnes. La aparición de estos dolores coincidía por otra parte con exageración de agitación de los miembros afectados (3). En otro caso descrito por el mismo autor, se trataba de una mujer con temblor en la mano izquierda, y que padecía dolores en el pulgar de esta mano y el brazo correspondiente: estos dolores, que parecían ser de naturaleza reumática, habían precedido al temblor (4). En el caso ya mencionado del Sr. Axenfeld, el enfermo mostraba una disminución

(1) Romberg, *loc.cit*
(2) Parkinson, Trousseau, Oppolzer,
(3) Romberg, Klinische Ergebuisse, Berlin, 1840, p.59.
(4) Romberg, Klinische Wahrnehmungen, Berlin, 1851, p. 36.

— 17 —

noncée de la sensibilité à la douleur et au froid dans la moitié du corps affectée de tremblement, et la température de la peau y était un peu augmentée. Nous ignorons sur quels documents se fonde M. Hasse pour admettre qu'une sensibilité exagérée se développe, dans les derniers temps de la maladie, sur tous les points du corps; nous ne trouvons pas cette particularité signalée dans les observations que nous avons relevées; c'est sans doute là un phénomène exceptionnel; nous en disons autant d'une *douleur plus ou moins vive siégeant à la partie postérieure de la région* cervicale, et que M. Blasius aurait observée plusieurs fois. — Il faut, quant à présent, ranger parmi les complications rares des *contractures* et un sentiment de roideur presque invincible survenant dans des membres atteints de tremblements, et qui, ainsi que cela avait lieu chez un de nos malades, peuvent s'accompagner de douleurs intolérables; il en est de même de l'*hémiplégie*, des *accès épileptiformes*, notés dans certains cas. Mais il paraît constant qu'une *faiblesse* générale et plus ou moins prononcée vient tôt ou tard se surajouter au tremblement, et rendre la situation plus pénible encore; à ce propos, il ne faut pas oublier que cet affaiblissement musculaire, qui n'appartient d'ailleurs qu'aux dernières périodes, peut n'être qu'apparent, et que la maladresse, l'incertitude des mouvements simulent parfois, à s'y méprendre, la véritable débilité. Mais il est des cas où cette faiblesse est tellement prononcée que les malades deviennent incapables de quitter leur lit, et même d'y exécuter des mouvements volontaires quelque peu étendus. M. Hillairet nous a communiqué l'histoire d'un homme qui, atteint de paralysie agitante à la suite d'une terreur profonde, s'est vu promptement réduit à cette triste condition.

b. Par le fait même de la généralisation et de l'augmentation d'intensité du tremblement, auquel vient s'adjoindre ensuite la faiblesse musculaire, les fonctions locomotrices subissent nécessairement une perturbation plus ou moins profonde; la station est pénible, vacillante; la démarche chancelante, incertaine : à chaque pas le malade se sent menacé de tomber, alors même qu'il ne rencontre pas d'obstacle qui s'oppose à la progression; ici les actes locomoteurs, quelque troublés qu'ils puissent paraître, ne s'éloignent cependant pas encore très sensiblement du mode normal. Ces cas-là sont les plus simples, et probablement aussi les plus nombreux. Il en est d'autres où, aux symptômes précités, vient s'ajouter un singulier phénomène, auquel les auteurs ont, pour la plupart, accordé une grande importance, et que Parkinson ainsi que Todd et Romberg ont même fait figurer dans leurs définitions descriptives de la maladie; nous voulons parler de la *propulsion irrésistible* qu'on trouve, en effet, signalée dans un assez bon

pronunciada de la sensibilidad al dolor y al frío en la mitad del cuerpo afectada por temblor, y allí estaba un poco aumentada la temperatura de la piel. Ignoramos en qué documentos de basa el Sr. Hasse para admitir que se desarrolla una sensibilidad exagerada en los últimos tiempos de la enfermedad, sobre todos los puntos del cuerpo; nosotros no encontramos esta particularidad reseñada en las observaciones que hemos recogido; ése es sin duda un fenómeno excepcional; nosotros decimos otro tanto de un *dolor más o menos vivo localizado en la parte posterior de la región* cervical, y que el Sr. Blasius habría observado varias veces. -Hace falta, en el presente, colocar, entre las complicaciones raras, contracturas y una sensación de agarrotamiento casi invencible que sobreviene en miembros afectados por temblores y que (así había sucedido en uno de nuestros enfermos) pueden acompañarse de dolores insoportables; incluso hemiplejia y accesos epileptiformes se observan en algunos casos. Pero parece constante que una debilidad general y más o menos intensa viene pronto o tarde a sobreañadirse al temblor y hacer aún más penosa la situación; a este respecto, no hay que olvidar que este debilitamiento muscular, que por otra parte sólo pertenece a los últimos periodos, puede no ser más que aparente, y que la torpeza, la incertidumbre de los movimientos simulan a veces, confundiéndose, la verdadera debilidad. Pero hay casos en que esta debilidad es tan pronunciada que los enfermos se vuelven incapaces de dejar su cama, e incluso de realizar allí movimientos voluntarios un poco amplios. El Sr. Hillairet nos ha comunicado la historia de un hombre que, aquejado de parálisis agitante tras un terror profundo, se ha visto pronto reducido a esta triste condición.

b. Por el hecho mismo de la generalización y aumento de intensidad del temblor, al que luego viene a añadirse la debilidad muscular, las funciones locomotrices sufren necesariamente una perturbación más o menos profunda; la estación de pie es penosa, vacilante; el modo de andar titubeante, inseguro: a cada paso el paciente se siente en peligro de caer, incluso cuando no encuentra obstáculo que se oponga a la progresión; aquí los actos locomotrices, por trastornados que pueden parecer, sin embargo no se alejan todavía muy sensiblemente del modo normal. Esos casos son los más simples, y probablemente también los más numerosos. Hay otros en que, a los síntomas citados, se añade un fenómeno singular, al que los autores, en su mayoría, atribuyen gran importancia, y que Parkinson así como Todd y Romberg incluso hacen figurar en sus definiciones descriptivas de la enfermedad; hablamos de la *propulsión irresistible* que se encuentra, en efecto, señalada en buen

nombre d'observations. Les malades qui présentent ce symptôme sont dans l'impossibilité de marcher lentement ; ils sont contraints de prendre toujours une allure rapide, et une fois lancés, ce n'est plus qu'à grand'peine qu'ils peuvent s'arrêter ; il est probable que, quelquefois au moins, cette tendance à la propulsion n'est qu'apparente, ou, en d'autres termes, qu'elle dépend de l'agitation convulsive des membres, jointe à la faiblesse ; cette agitation a pour effet de rendre l'équilibre très instable : aussi le malade est-il instinctivement conduit à pencher son corps en avant ; il se sent, pour ainsi dire, obligé de courir après son centre de gravité, qui se trouve constamment déplacé (1) ; c'est pourquoi on le voit, les pieds fortement étendus, et se dressant, sur les orteils, marcher avec une précipitation singulière, et courir même pour ressaisir son équilibre ; mais à chaque instant, menacé de faire une chute en avant, il étend ses bras, cherchant partout un point d'appui. Toutefois, cette interprétation ne s'applique certainement pas à tous les cas, car il est des sujets atteints de paralysie agitante qui, avec un tremblement relativement peu intense, présentent cependant une tendance à la propulsion des plus marquées ; celle-ci, d'ailleurs, peut être remplacée, comme on va le voir, par une tendance inverse et plus remarquable encore.

Graves a rapporté un exemple très intéressant de paralysie agitante, avec tendance à la rétrocession « Lorsqu'il voulait marcher, » le malade était obligé de se faire balancer, puis pousser par une » autre personne, comme une pièce d'un mécanisme. Une fois » parti sur un sol uni, il allait très bien pendant un certain temps ; » mais, s'il était arrêté par un obstacle ou par une inégalité de » terrain, il était entraîné à courir en arrière, en droite ligne, jus- » qu'à ce qu'il pût être arrêté, soit par quelqu'un, soit par un sou- » tien quelconque ; et il courait ainsi si irrésistiblement, qu'il n'au- » rait certainement pas pu éviter de tomber dans un précipice s'il » s'en fût trouvé un derrière lui (2). M. Romberg a observé un fait du même genre, et non moins remarquable ; mais ici la tendance au recul n'était pas aussi irrésistible ; le malade parvenait à la combattre en prenant certaines attitudes ; il penchait d'abord fortement la tête en avant ; puis, afin d'élargir sa base de sustentation, il écartait fortement l'un de l'autre les deux membres inférieurs ; il croisait en même temps les mains derrière son dos.

Nous ne croyons pas qu'il existe, quant à présent, d'exemples de paralysie agitante où les autres formes de la musculation irrésistible, la rotation suivant l'axe vertical, le mouvement de ma-

(1) Trousseau, loc. cit.
(2) Graves, loc. cit.

número de observaciones. Los enfermos que presentan este síntoma están imposibilitados para caminar lentamente; se ven obligados a tomar siempre una velocidad rápida, y una vez lanzados, sólo con gran trabajo pueden pararse; es probable que, al menos en ocasiones, esta tendencia a la propulsión sólo es aparente o, en otros términos, que depende de la agitación convulsiva de los miembros, unida a la debi-lidad; esta agitación tiene por efecto hacer muy inestable el equilibrio: también el paciente se ve llevado instintivamente a inclinar su cuerpo adelante, se siente, por así decir, obligado a correr detrás de su centro de gravedad, que se encuentra constantemente desplazado (1); es por lo que se le ve, con los pies muy estirados, y alzándose sobre los dedos de los pies, caminar con una precipitación singular, e incluso correr para retomar su equilibrio; pero a cada instante, con la amenaza de una caí-da adelante, extiende sus brazos, buscando por todas partes un punto de apoyo. No obstante, esta interpretación ciertamente no se aplica a todos los casos, pues hay sujetos con parálisis agitante que, con temblor relativamente escaso, presentan sin embargo una tendencia a la propul-sión de las más marcadas; ésta, de otra parte, puede ser reemplazado, como se va a ver, por una tendencia inversa y aún más destacable.

Graves ha descrito un ejemplo muy interesante de parálisis agitante, con tendencia al retroceso. "Cuando quería caminar el enfermo estaba obligado a hacer que otra persona le balanceara y luego empujara, como la pieza de un mecanismo. Una vez en marcha sobre un suelo uniforme, iba muy bien durante cierto tiempo; pero, si le detenía un obstáculo o una irregularidad del terreno, era arrastrado a caminar hacia atrás, en línea recta, hasta que pudiera pararse, sea por alguien o sea por cualquier soporte; él corría así de modo tan irresistible que cier-tamente no habría podido evitar caer a un precipicio si hubiese alguno detrás de él (2)". El Sr. Romberg ha observado un caso del mismo tipo, y no menos destacable; pero aquí la tendencia a recular no era tan irresistible; el paciente conseguía combatirla adoptando ciertas actitu-des; primero inclinaba la cabeza fuertemente adelante; después, para ampliar su base de sustentación, separaba mucho ambos miembros inferiores; y al mismo tiempo cruzaba las manos detrás de su espalda.

No creamos que existen, de momento, ejemplos de parálisis agitante en que las otras formas de actividades irresistibles, la rotación sobre el eje vertical, el movimiento de

(1) Trousseau, loc. cit
(2) Graves, loc.cit.

nège, etc., aient été observés; mais il en est où la démarche était
remarquablement sautillante, de manière à présenter le tableau de
certaines chorées anomales (1). Quoi qu'il en soit, un point sur lequel
les observations concordent pour la plupart, c'est que la tendance
à la propulsion, comme la tendance au recul, n'appartient pas
aux premières périodes de la paralysie agitante; ce sont des phénomènes de la seconde époque, et encore ne sont-ce point des phénomènes constants, car il est tels sujets qui, pendant tout le cours
de leur affection, n'en ont pas présenté de traces. D'ailleurs, ils
peuvent se montrer, comme on sait, et se montrent même le plus
souvent, sans qu'il y ait aucun symptôme de la paralysie agitante.
Aussi, quelle que soit leur fréquence dans cette maladie, et quelle
que soit leur importance, en tant qu'ils contribuent à lui imprimer
souvent une physionomie particulière, ils ne sauraient être inscrits
au rang des symptômes caractéristiques.

c. — *Les facultés intellectuelles* conservent, dans les premières
périodes de la paralysie agitante, une netteté remarquable, et qui
constraste vivement avec la perturbation des fonctions locomotrices.
On constate il est vrai, dès cette époque, chez certains sujets, et
cette particularité est très accusée chez un de nos malades, une
hésitation, une lenteur très marquée des réponses; mais cette lenteur pourrait bien être due à une difficulté d'accommodation des
agents de la parole, plutôt qu'à une obnubilation réelle de l'intelligence; car souvent les réponses, si on les examine en elles-mêmes,
témoignent, au contraire, d'une compréhension très claire et très
exacte; plus tard, en général, les facultés psychiques s'affaissent
décidément; en même temps l'on observe, dans certains cas, tous
les signes d'une caducité précoce (2). Quant à la somnolence, au
délire et autres symptômes cérébraux mentionnés par les auteurs,
ce sont ou des phénomènes ultimes ou encore les résultats de
quelque complication fortuite. — La circulation et la respiration n'offrent aucun désordre pendant toute la durée de la maladie. Les
fonctions digestives s'exécutent longtemps sans trouble appréciable, à part une constipation très opiniâtre, et qui exige même
quelquefois l'intervention des moyens mécaniques; l'appétit est
conservé, il n'y a pas d'exagération de la soif; en même temps,
la nutrition générale s'exécute suivant le type normal; mais, à
une époque plus ou moins avancée, ou seulement dans les derniers
temps de la maladie, toutes ces fonctions se dérangent; l'appétit

(1) De là vient sans doute le nom de *synclonus ballismus* que Mason Good avait
donné à la maladie.
(2) Trousseau, *loc. cit.*

"caballitos", etc., se hayan observado; pero es aquí donde la marcha era claramente saltarina, de forma que presenta el cuadro de ciertas coreas anormales (1). Sea lo que sea, un punto, en el que coinciden la mayoría de observaciones, es que la tendencia a la propulsión como a recular, no pertenecen a los primeros periodos de la parálisis agitante; esto son fenómenos de la segunda época, e incluso en ésta no son fenómenos constantes, puesto que hay sujetos que, en todo el curso de su afección, no han presentado indicios. Por otra parte, pueden aparecer, como se dice (e incluso lo común es que se manifiesten) sin que hay ningún síntoma de la parálisis agitante. También, cualquiera que sea su frecuencia o su importancia en esta enfermedad, en tanto que contribuyen a imprimirle a menudo una fisionomía singular, no deberían ser inscritos con rango de síntomas característicos.

c. - *Las facultades intelectuales* conservan, en los primeros periodos de la parálisis agitante, una claridad sobresaliente, y que contrasta vivamente con la perturbación de las funciones locomotrices. Se constata, es cierto, desde esta época, en algunos sujetos (y esta particularidad es muy acusada en uno de nuestros pacientes), una vacilación, una lentitud muy marcada de las respuestas; pero esta lentitud bien podría deberse a una dificultad de acomodación de los elementos de la palabra, más que a una obnubilación real de la inteligencia; puesto que a menudo las respuestas, si se les examina en sí mismas, testimonian, al contrario, una comprensión muy clara y exacta; más tarde, en general, las facultades psíquicas decaen decididamente; al mismo tiempo se observa, en algunos casos, todos los signos de una precoz caducidad (2). En cuanto a la somnolencia, al delirio y otros síntomas cerebrales mencionados por los autores, se trata de fenómenos últimos o incluso resultados de alguna complicación fortuita. - La circulación y la respiración no muestran ningún desorden en toda la duración de la enfermedad. Las funciones digestivas de realizan mucho tiempo sin apreciable alteración, aparte de un estreñimiento muy pertinaz, y que a veces incluso requiere la intervención de medios mecánicos; el apetito se conserva, no aumenta la sed; al mismo tiempo, la nutrición general se hace según el tipo normal; pero en una época más o menos avanzada, o sólo en los últimos tiempos de la enfermedad, todas estas funciones se desajustan; el apetito

---

(1) De ahí viene sin duda el nombre de *synclonus ballismus* que Mason Good había dado a la enfermedad.
(2) Trousseau, loc.cit.

— 20 —

se perd, il survient un amaigrissement rapide ; puis il y a des éva-
cuations involontaires d'urine et de matières fécales ; et, quand les
choses en sont venues là, des eschares ne tardent pas à se déclarer,
précédant de peu la terminaison fatale.

Quant à présent, on ne possède, que nous sachions, aucun
renseignement concernant la constitution chimique de l'urine,
dans les cas bien prononcés de paralysie agitante ; cette question, cependant, aurait dû être l'objet d'études attentives, depuis que Bence Jones a fait voir que, dans certaines maladies où
il y a augmentation permanente des actions musculaires, dans la
chorée, par exemple, et dans le *delirium tremens*, la quantité des
sulfates excrétés avec l'urine s'accroît, tandis que la quantité des
phosphates ne s'élève pas au-dessus du taux normal (1). — On a
dit que, dans la paralysie agitante, les facultés génératrices s'étei-
gnent prématurément (2).

C. — Après cette exposition analytique des symptômes constitutifs de la paralysie agitante, il conviendrait de montrer, par
une vue d'ensemble, comment ils se succèdent et s'enchaînent, et
d'indiquer ainsi les phases diverses que subit l'affection pendant
son cours ; mais le tableau si saisissant que nous avons présenté
déjà, d'après Parkinson, peut nous dispenser de ce travail. Nous
nous bornerons donc à insister plus particulièrement sur les traits
qui suivent. — La paralysie agitante est une affection de longue
durée : celle-ci, en effet, dans les cas assez rares d'ailleurs, où
l'observation a pu la mesurer depuis l'origine jusqu'à la terminaison fatale, a été, en moyenne, de huit, dix ou même quinze ans.
— Habituellement il n'y a point de prodromes, et le tremblement
est le premier phénomène qui attire l'attention du malade. Mais
comme le médecin n'est ordinairement consulté que longtemps après
l'apparition de ce symptôme, il serait fort possible que dans un
certain nombre de cas on eût omis de mentionner quelques troubles
morbides qui, à bon droit, auraient pu être relevés à titre de phénomènes prodromiques. Ainsi, une malade que nous observons actuellement, malade assez intelligente d'ailleurs et dont la mémoire
n'a subi jusqu'ici que de faibles atteintes, nous apprend que pendant un an au moins, avant qu'elle n'eût commencé à trembler, elle
était sujette à une sorte de vertige presque continuel, qui rendait
la marche incertaine et qu'elle compare à une sorte d'ivresse. Ce
vertige qui, au bout de six mois de durée, était devenu assez in-

(1) Bence Jones, *On the Variations of the Sulfates in the Urine in Disease*, in
Philosophical Transactions, 1850, p. 608.
(2) Trousseau, *loc. cit.*

se pierde, y sobreviene un rápido adelgazamiento; luego hay emisiones involuntarias de orina y materias fecales; y, cuando las cosas han llego ahí, no tardan en presentarse escaras, precediendo la piel el fatal término.

Hasta el presente, no tenemos, que sepamos, ninguna información que concierta a la composición química de la orina, en los casos muy pronunciados de parálisis agitante; esta cuestión, sin embargo, habría debido ser objeto de atentos estudios, desde que Bence Jones ha hecho ver que, en algunas enfermedades en que hay aumento permanente de actividades musculares (en la corea, por ejemplo, y en el *delirium tremens*), se incrementa la cantidad de sulfatos excretados con la orina, mientras que los fosfatos no suben por encima de las tasas normales (1). – Se ha dicho que, en la parálisis agitante, las facultades generativas se extinguen prematuramente (2).

C. – Después de esta exposición analítica de los síntomas que constituyen la parálisis agitante, convendría mostrar, para una visión de conjunto, cómo se suceden y se encadenan, e indicar así las diversas fases que sufre la afección durante su curso; pero el cuadro tan impresionante que ya hemos presentado, según Parkinson, puede dispensarnos de este trabajo. Nos limitaremos pues a insistí de forma más especial, en los rasgos que siguen: – La parálisis agitante es una afección de larga duración: ésta, en efecto, en los casos, bastante raros por otra parte, en que la observación ha podido valorarla desde el origen hasta su fatal desenlace, ha sido, de media, de ocho, diez e incluso quince años. – Habitualmente no hay ningunos pródromos, y el temblor es el primer fenómeno que llama la atención del enfermo. Pero como por lo común no se consulta al médico hasta la aparición de este síntoma, sería muy posible que, en cierto número de casos, se hubiera omitido mencionar algunos trastornos mórbidos que, en buena ley, habrían podido ser tomados a título de fenómenos prodrómicos. Así, una enferma que nosotros observamos actualmente, pacientes por otra parte bastante inteligente y cuya memoria no ha sufrido hasta aquí más que leves afectaciones, nos enseña que al menos durante un año, antes de que hubiese empezado a temblar, estaba sujeta a una especie de vértigo casi continuo, que volvía insegura la marcha y que ella compara con un tipo de embriaguez. Este vértigo que, al cabo de seis meses de duración, se había vuelto bastante

---

(1) Bence Jones, On the Variations of the Sulfates in the Urine in Disease, en Philosophical Transactions, 1850, p. 668.
(2). Trousseau, *loc. cit.*

tense pour occasionner plusieurs fois des chutes, disparut complè-
tement au bout d'un an, au moment même où le tremblement
commença à agiter le bras gauche. — Quelquefois le début est
brusque, mais en général il s'opère d'une manière graduelle. —
La maladie, une fois constituée, est essentiellement continue,
progressive et envahissante ; des rémissions, des temps d'arrêt
plus ou moins passagers ou durables peuvent s'y produire sans
doute, soit spontanément, soit sous l'influence des médications ;
mais, à en juger d'après les faits recueillis jusqu'ici, tôt ou tard
elle doit reprendre sa marche fatale. Un membre est pris
d'abord, puis un autre, puis un autre encore, et en même temps
que les troubles morbides se généralisent, ils s'aggravent. Nous
avons fait allusion déjà (A) à un certain nombre de cas où le
tremblement a paru s'être définitivement limité aux deux membres
d'un même côté du corps ; mais cette forme hémiplégique ne représente elle-même très vraisemblablement qu'un état transitoire.
Ainsi, tel malade chez lequel elle a existé pendant plusieurs années, a vu par la suite le tremblement envahir d'autres parties du
corps. Voici un fait de ce genre observé par M. Romberg.

Obs. — Nous avons observé, dit le docteur Romberg, chez un portier
âgé de trente-sept ans, un tremblement paralytique qui s'est limité à
une moitié du corps. Depuis trois ans, il a un tremblement incessant de
l'extrémité inférieure gauche ; le bras gauche s'est pris à son tour, il y
a un an. La nutrition et la sensibilité de ces membres sont normales, seulement, de temps en temps, ils sont le siège de douleurs déchirantes qui
s'étendent même aux parties saines et qui chaque fois sont accompagnées
d'un accroissement du tremblement. Toutes les fonctions s'exécutent sans
roubles. Un traitement (application de sangsues à l'anus, sulfureux) ins-
titué en vue de la suppression d'un flux hémorrhoïdaire qui eut lieu, il y
a quelques années, parut d'abord suivi d'un bon effet, car le tremblement
avait diminué ; mais l'amélioration ne fut que passagère ; plus tard, en
raison de la nature rhumatique des douleurs, et du soulagement que pro-
curaient aux malades les sueurs abondantes, on eut recours aux bains de
vapeur, mais sans effet marqué. (Romberg, *Klinische Ergebnisse*. Berlin,
1846, p. 59.)

Nous trouvons la seconde partie de l'histoire de ce malade dans
les *Klinische Wahrnehmungen*, dont la publication est de cinq ans
postérieure à celle des *K. Ergebnisse*.

L'état de ce portier atteint de tremblement paralytique dont il a été
parlé dans la première partie de ce travail, n'a fait qu'empirer malgré les
médications auxquelles cet homme n'a cessé d'être soumis. Les membres du côté gauche étaient autrefois seuls atteints de tremblement ;
mais en janvier 1847, le malade étant entré à la Clinique pour y être
traité d'un ictère intense, le bras et la jambe du côté droit furent envahis à leur tour ; en même temps, la faiblesse des membres et l'inten-

intenso para ocasionar varios episodios de caídas, desapareció completamente al cabo de un año, en el mismo momento en que el temblor comenzó a agitar el brazo izquierdo. - A veces el comienzo es brusco, pero en general, se produce de manera gradual. - La enfermedad, una vez constituida, es esencialmente continua, progresiva e invasiva; remisiones, periodos de interrupción más o menos pasajeros o duraderos pueden producirse ahí sin duda, sea espontáneamente, sea bajo la influencia de medicaciones; pero, a juzgar por lo recogido hasta aquí, pronto o tarde debe reemprender su camino fatal. Primero afecta un miembro, luego otro, después otro más y, al mismo tiempo que los trastornos mórbidos se generalizan, se agravan. Ya hemos aludido (A) a cierto número de casos en que el temblor ha parecido quedar limitado definitivamente a los dos miembros de un mismo lado del cuerpo; pero, muy verosímilmente, esta forma hemipléjica no representa en sí misma más que un estado transitorio. Así, en tal enfermo en que ha existido durante varios años, se ha visto a continuación invadir el temblor otras partes del cuerpo. He aquí un caso de este tipo observado por el Sr. Romberg.

OBS. - Hemos observado, dice el doctor Romberg, en un portero de treinta y siete años, un temblor paralítico que se ha limitada a una mitad del cuepo. Desde hace tres años, hay un temblor incesante de la extremidad inferior izquierda; el brazo izquierdo se ha afectado a su vez, hace un año. El trofismo y la sensibilidad de estos miembros son normales, sólo, de vez en cuando, tienen dolores desgarradores que se extienden incluso a las partes sanas y que en cada ocasión se acompañan de incremento del temblor. Todas las funciones se realizan sin problemas. Un tratamiento (aplicación de sanguijuelas en el ano, sulfurosos) instaurado en vista de la supresión de un flujo hemorrágico que tuvo lugar, hace algunos años, pareció al principio seguirse de buena respuesta, pues el temblor había disminuido; pero la mejoría sólo fue pasajera; más tarde, sobre la base de la naturaleza reumática de los dolores, y del alivio que proporcionaban a los enfermos los sudores abundantes, se recurrió a baños de vapor, pero sin efecto apreciable (Romberg, *Klinische Ergebnisse*. Berlin 1846, p.59.)

Encontramos la segunda parte de la historia de este paciente en las *Klinische Wahrnehmungen*, cuya publicación es cinco años posterior a la de las *K. Ergebnisse*.

El estado de este portero afecto de temblor paralítico del que se ha hablado en la primera parte de este trabajo, no ha hecho más que empeorar a pesar de las medicaciones a las que este hombre no ha dejado de ser sometido. Los miembros del lado derecho eran antaño los únicos afectados por temblor; pero en enero 1847, cuando el enfermo entró a la Clínica para tratarse allí de una intensa ictericia, el brazo y la pierna del lado derecho fueron a su vez invadidos; al mismo tiempo, la debilidad de los miembros y la inten-

— 22 —

sité du tremblement se sont remarquablement exagérées. (*K. Wahrnehm.* Berlin, 1851, p. 36.)

D'un autre côté, après être resté pendant de longues années limité aux membres supérieurs, le tremblement peut envahir enfin les membres inférieurs; un exemple de ce genre s'est présenté récemment à l'un de nous à l'hospice de Larochefoucault.

Obs. — Une femme âgée de soixante-dix ans, d'ailleurs assez bien portante, est affectée, depuis dix ans, d'un tremblement rhythmique très prononcé des mains et assez marqué de la tête : on ne peut, dans ses antécédents, rencontrer aucune cause appréciable. Il n'y a pas eu d'émotions vives dans le temps qui a précédé le début; il n'y a jamais eu de rhumatisme articulaire ou musculaire; la malade d'ailleurs n'a pas été exposée à l'action prolongée du froid humide. Le tremblement d'abord peu sensible, augmente progressivement; il se compose d'oscillations qui se font dans un sens intermédiaire aux sens horizontal et vertical; il s'arrête un peu par l'effort de la volonté; il s'arrête complétement quand la malade est couchée, à peu près complétement quand les bras sont appuyés. Cette femme, il y a trois semaines environ, étant dans la rue, fut prise de tremblement avec faiblesse des membres inférieurs. Le tremblement a été assez violent pour qu'elle ait failli tomber et qu'on ait été obligé de la ramener en voiture à l'hospice. Cette sorte d'accès ayant cessé, le tremblement fut un peu calmé; mais il existe encore aujourd'hui d'une manière très marquée. La sensibilité, l'intelligence, la mémoire n'ont reçu aucune atteinte.

Les cas où, l'évolution de la maladie subissant une sorte d'arrêt de développement, le tremblement reste, comme on l'a vu par les exemples cités plus haut, limité pendant longtemps à un ou deux membres, semblent être malheureusement les plus rares. Habituellement l'extension rapide de l'agitation convulsive témoigne, dès l'origine, du caractère fâcheux de l'affection.

D. — Après tout ce qui précède, nous avons peu de chose à ajouter relativement au pronostic de la paralysie agitante. Dans les premières périodes, lorsque le tremblement est peu considérable, pour qui n'a pas présent à l'esprit la progression ordinaire des troubles morbides, il semble s'agir là d'une incommodité peu sérieuse; dans une période plus avancée, quand les quatre membres et la tête sont envahis, si l'agitation est très prononcée, ce n'est plus une simple incommodité, c'est une infirmité grave qui, obligeant le malheureux patient à emprunter un secours étranger pour tous les actes de la vie individuelle et sociale, le réduit à une servitude définitive, et devient ainsi la source de tourments moraux incessants. Mais ce n'est point encore envisager dans toute son étendue la gravité de l'affection : dès les premiers développements, pour peu qu'elle soit bien et dûment reconnue, la para-

sidad del temblor no son demasiado exagerados. (*K. Wahrnchm*. Berlin, 1851, p.36.)

Por otro lado, después de permanecer durante largos años limitado a los miembros superiores, el temblor puede extenderse finalmente a las extremidades inferiores; un ejemplo de este género se ha presentado recientemente a uno de nosotros en el hospicio de Larochefoucault.

OBS. – Una mujer de setenta años de edad, por lo demás con bastante buen aspecto, está afectada, desde hace diez años, de un temblor rítmico muy pronunciado de las manos y bastante marcado en la cabeza: no se puede encontrar en sus antecedentes ninguna causa apreciable. No ha tenido emociones vivos en el tiempo que ha precedido al comienzo; nunca tuvo reumatismo articular o musclar; la enferma, por otra parte, no se ha expuesto a la acción prolongada de frío húmedo. El temblor al principio poco aparente, aumenta progresivamente; se compone de oscilaciones que se hacen en sentido intermedio entre el plano horizonal y vertical; se para un poco por influjo de la voluntad; se detiene completamente cuando el enfermo está acostado, y casi completamente cuando los brazos están apoyados. Esta mujer, hace unas tres semanas, mientras estaba en la calle, le sobrevino temblor con debilidad de miembros inferiores. El temblor ha sido bastante violento para hacerle caer y que haya sido necesario llevarla en coche al hospicio. Habiendo cesado este tipo de accesos, el temblor calmó un poco; pero todavía hoy existe de manera muy marcada. La sensibilidad, la inteligencia, la memoria, no han recibido ninguna alteración.

Los casos en que, cuando la evolución de la enfermedad experimenta una especie de interrupción de desarrollo, el temblor permanece (como se ha visto por los ejemplos más arriba citados) limitado durante mucho tiempo a uno o dos miembros, parecen ser desgraciadamente los más raros. Habitualmente, la extensión rápida de la actividad convulsiva testimonia, desde su origen, el carácter nefasto de la afección.

D. - Después de todo lo que precede, poca cosa tenemos que añadir respecto al pronóstico de la parálisis agitante. En los primeros periodos, cuando el temblor es poco considerable, como no se toma conciencia de la progresión ordinaria de los trastornos mórbidos, parece tratarse de una incomodidad poco seria; en un periodo más avanzado, cuando se invaden los cuatro miembros y la cabeza, si la agitación es muy pronunciada, no se trata ya de una incomodidad, es una enfermedad grave que, obligando al desgraciado paciente a pedir ayuda ajena para todas las tareas de la vida personal y social, le reduce a una servidumbre definitiva, y se convierte así en fuente de incesantes tormentos anímicos. Pero todavía no se ha contemplado en toda su extensión la gravedad de la afección: desde los primeros avances, por poco que se reconozca bien y debidamente, la pará-

— 23 —

lysie agitante doit inspirer les craintes les plus sérieuses; il y va de la vie même du malade; la terminaison funeste doit en effet apparaître au médecin comme la conséquence possible de la maladie dans un avenir plus ou moins éloigné. Les cas dans lesquels la tendance progressive et envahissante se manifeste dès l'origine, paraissent être d'ailleurs les plus graves. Plus tard on pourra tirer des troubles morbides divers qui viennent se surajouter au tremblement, quelques données importantes relatives au pronostic. Ainsi, l'affaiblissement et surtout la paralysie de la motilité, la débilitation de la mémoire et de l'intelligence démontrent que les atteintes du mal deviennent de plus en plus profondes. Il est permis de penser aussi que les exemples dans lesquels il se manifeste une perturbation dans les fonctions locomotrices, telles que propulsion, tendance au recul, sont plus graves que ceux où la démarche, tout en étant plus ou moins incertaine et vacillante, reste cependant conforme au mode normal. Il est à peine besoin de rappeler que les derniers moments sont proches, lorsqu'on voit survenir le *subdelirium*, l'état comateux, les déjections involontaires, les eschares de la région sacrée, chez un malade atteint depuis longtemps et arrivé aux périodes extrêmes de l'affection.

Voilà sans doute un pronostic fort triste, d'autant plus que, ainsi que nous le verrons plus loin, la thérapeutique est à peu près impuissante contre les progrès du mal. Il est cependant une considération qui, jusqu'à un certain point, doit atténuer la portée de ce pronostic. Lorsqu'une affection assez rare, comme paraît l'être la paralysie agitante, n'a été encore que peu étudiée, on ne remarque et l'on ne consigne que les cas les plus accusés et, partant, les plus graves. Or, de pareils faits constituent nécessairement un groupe quelque peu artificiel, et la description qui en résume les traits les plus généraux ne saurait être l'expression exacte de la vérité. L'avenir seul pourra donc décider si l'affection dont il s'agit est en réalité, comme semblent l'indiquer les documents que nous possédons actuellement, au-dessus des ressources de l'art (1).

(1) « Cette espèce de chorée, et pour mieux dire, cette paralysie agitante, comme » le tremblement sénile, est une maladie inexorable; il n'y a pas de chances de gué- » rison; elle entraîne fatalement, dans un temps plus ou moins rapproché, la mort du » malade.» (Trousseau, *loc. cit.*) La plupart des auteurs témoignent dans le même sens.

lisis agitante debe inspirar los temores más serios; incumbe a la propia vida del enfermo; el funesto desenlace debe, en efecto, parecer al médico como la consecuencia posible de la enfermedad en un futuro más o menos alejado. Los casos en que la tendencia progresiva e invasora se manifiesta desde el origen parecen ser además los más graves. Más tarde se podrá extraer, de los diversos trastornos mórbidos que vienen a sobreañadirse al temblor, algunos datos importantes relativos al pronóstico. Así, el debilitamiento y, sobre todo, la parálisis de la movilidad, la disminución de memoria y de inteligencia demuestra que el alcance del mal se hace cada vez más profundo. Sea permitido pensar también que los ejemplos en los que se manifiesta una perturbación en las funciones locomotrices, tales como la propulsión o la tendencia a recular son más graves que los que la marcha, aun siendo más o menos insegura y vacilante, permanece sin embargo conforme al modo normal. Apenas es necesario recordad que los últimos momentos están cerca cuando se ve que sobreviene el delirio, el estado comatoso, las deyecciones involuntarias, o las escaras de la región sacra, en un enfermo afectado desde mucho tiempo y llegado a los periodos extremos de su padecimiento.

He ahí sin duda un pronóstico muy triste, tanto más que, como veremos más adelante, la terapéutica es casi impotente contra los avances del mal. Sin embargo hay una consideración que, hasta cierto punto, debe atenuar la repercusión de este pronóstico. En el caso de una afección bastante rara, como parece ser la parálisis agitante, que todavía se ha estudiado poco, no se aprecian y no se registran más que los casos más acusasdos y, por tanto, los más graves. Ahora bien, casos parecidos constituyen necesariamente un grupo algo artificial, y la descripción que resume sus rasgos más generales no sería la expresión exacta de la verdad. Sólo el futuro podrá pues decidir si la afección de que se trata está en realidad, como parecen indicar los documentos que actualmente poseemos, por encima de las posibilidades del arte (médico)* (1).

N. del T. añado "(médico)" para explicar el tipo de arte a que se refiere el autor.

(1) "Esta especie de corea, y por mejor decir, esta parálisis agitante, como el temblor senil, es una enfermedad inexorable; no hay posibilidades de curación; arrastra fatalmente, en un tiempo más o menos próximo, a la muerte del paciente" (Trousseau, loc.cit.). La mayoría de autores atestiguan en el mismo sentido,

— 24 —

II. — ÉTIOLOGIE, THÉRAPEUTIQUE, NÉCROSCOPIE ; NOSOGRAPHIE ET DIAGNOSTIC.

A. — Deux ordres d'agents paraissent devoir figurer au premier rang, dans l'étiologie de la paralysie agitante : c'est d'une part, l'influence du froid et de l'humidité combinés, et d'autre part, celle de l'ébranlement du système nerveux que déterminent les émotions à la fois violentes et soudaines.

a. Pour commencer par la dernière de ces causes, nous ferons remarquer tout d'abord que parmi les émotions c'est la terreur ou au moins une frayeur vive qu'on trouve presque exclusivement signalées dans les observations ; or, le rôle étiologique de ces perturbations psychiques paraît évident et pour ainsi dire palpable dans certains cas où, comme cela a eu lieu dans l'observation du professeur Oppolzer, leur impression sur l'organisme a été suivie presque immédiatement du développement des troubles morbides. Nous voyons encore dans un des faits qui nous ont été communiqués par M. Hillairet, fait relatif à un homme âgé de soixante et un ans jusque-là bien portant, la maladie se déclarer presque subitement, au moment où cet homme voit tuer son fils sous ses yeux, pendant les événements de juin 1848. Mais, il faut bien le reconnaître, la relation entre l'effet et la cause présumée est loin d'être aussi nettement établie dans d'autres observations où l'influence de la frayeur a été cependant encore invoquée. Parmi ces observations, les unes manquent absolument de détails nécessaires pour que la critique puisse exercer son contrôle, d'autres sont sous ce rapport plus satisfaisantes ; mais alors on y remarque presque toujours qu'un laps de temps souvent fort long s'est écoulé entre l'apparition du tremblement et l'époque où a eu lieu l'émotion, si bien qu'on se trouve tout naturellement porté à douter si celle-ci a réellement eu l'influence qu'on lui prête. Un fait rapporté par Graves peut, entre autres, être rapporté comme un exemple de ce genre.

Obs. — Ellen Davis, jeune femme d'environ vingt-cinq ans, paraît, d'après son propre récit, être devenue malade à la suite d'une soudaine et violente émotion. Cette pauvre fille croyait fermement, ainsi qu'un grand nombre d'individus des basses classes, à l'existence des esprits... Elle demeurait sur une route située entre deux cimetières... Quelques gens de sa connaissance voulurent s'amuser à ses dépens... On se procura un bâton à battre le beurre, auquel on suspendit un drap, de façon à

II. - ETIOLOGÍA, TERAPÉUTICA, NECROPSIA, NOSOGRAFÍA Y DIAGNÓSTICO.

A. - Dos clases de agentes parece que deben figurar en primera fila, en la etiología de la parálisis agitante: por un lado, el frío y la humedad combinados, y por otra parte, el estremecimiento del sistema nervioso que determinan las emociones que son a la vez violentas y repentinas.

a. Para comenzar por la última de estas causas, destacaremos de entrada que entre las emociones es el terror, o al menos un miedo vivo lo que se encuentra registrado casi exclusivamente en las observaciones; ahora bien, el papel etiológico de estas perturbaciones psíquicas parece evidente y, por así decir palpable, en algunos casos en los que, como tuvo lugar en la observación del profesor Oppolzer, su impacto sobre el organismo se siguió casi inmediatamente del desarrollo de trastornos mórbidos. Vemos también en uno de los casos que nos han sido comunicados por el Sr. Hillairet, hecho relativo a un hombre de sesenta y un años hasta entonces de buen aspecto, declararse la enfermedad casi súbitamente, en el momento en que este hombre vio matar ante sus ojos a su hijo, durante los acontecimientos de junio de 1848. Pero, hay que reconocerlo, la presumida relación entre efecto y causa queda lejos de establecerse tan claramente en otras observaciones en que, sin embargo, ha sido también invocada la influencia del miedo. Entre estas observaciones, unas carecen absolutamente de detalles necesarios para que la crítica pueda ejercer su control, otras son en este sentido más satisfactorias; pero entonces, en ellas casi siempre se destaca que ha transcurrido un lapso de tiempo habitualmente muy largo entre la aparición del temblor y la época en que tuvo lugar la emoción, de modo que uno se ve llevado naturalmente a dudar de si ésta ha tenido realmente la influencia que se le atribuye. Un caso descrito por Graves puede, entre otros, ser aportado como ejemplo de este tipo.

OBS. – Ellen Davis, mujer joven de unos veinticinco años, parece, según so propia relato, haberse enfermado a continuación de una repentina y violenta emoción. Esta pobre muchacha creía firmemente, al igual que gran número de individuos de clases bajas, en la existencia de los espíritus... Ella vivía en un camino situado entre dos cementerios... Algunas personas que la conocían quisieron divertirse a sus expensas... Se procuraron un palo de batir mantequilla al cual colgaron un trapo de modo que

représenter un corps décapité revêtu d'un linceul, et on suspendit le tout entre deux arbres au moyen d'une corde. Au moment où cette fille se mettait au lit, elle fut terrifiée par la vue de cet objet, et elle tomba immédiatement dans un état d'insensibilité totale. La frayeur dérangea ses fonctions nerveuses d'une façon extraordinaire. Cette malade devint sujette à des vertiges ; elle perdit l'usage des membres d'un côté, et fut obligée de garder le lit pendant trois mois. Plus tard, l'hémiplégie commença à diminuer, ; mais, bien qu'il y ait déjà sept ans que l'attaque a eu lieu, la paralysie est encore très prononcée. Pendant le cours de ces sept années, elle a été aussi prise d'amaurose, qui l'a rendue aveugle pendant près d'une année ; puis elle a recouvré la vue d'un seul œil. A présent elle offre un spécimen remarquable de paralysie agitante.

Bien que la paralysie agitante et l'émotion qui l'aurait produite soient, dans ce cas, pour ainsi dire rattachées l'une à l'autre par un enchaînement non interrompu d'accidents nerveux variés, il est évidemment fort douteux si celle-ci a eu en réalité quelque influence sur le développement de celle-là, et l'on reconnaîtra que cette influence, si elle a vraiment existé, n'a pu s'exercer que d'une manière fort indirecte. On sait d'ailleurs quelle large part il convient de faire à l'imagination du malade et quelquefois même de l'observateur, dès qu'il s'agit du rôle étiologique des troubles psychiques dans la production des maladies qui affectent le système nerveux. Nous ne voudrions point, toutefois, pour notre compte, pousser le scepticisme trop loin en pareille matière. En outre des faits incontestables invoqués plus haut, on aurait en effet, dans cette question, à faire valoir pour l'affirmative, que les émotions violentes, la terreur en particulier, se traduisent habituellement par des troubles organiques variés plus ou moins accusés, dont le système nerveux est évidemment le siége principal, et parmi lesquels le tremblement des membres figure au premier rang ; que ces troubles habituellement très passagers peuvent cependant, dans certains cas, persister pendant un temps relativement assez long, sans constituer encore cette fois un état morbide proprement dit ; qu'enfin ces troubles du système nerveux, considérés surtout dans leur plus haut degré de développement, ont avec les symptômes mêmes de la paralysie agitante, d'incontestables points de contact.

b. L'influence du froid humide est, comme la précédente, attestée par un certain nombre d'observations. Tantôt les malades avaient habité pendant un temps souvent fort long une demeure humide (Canstatt), d'autres fois ils n'avaient été que temporairement soumis à l'action du froid et de l'humidité. Les cas les plus probants du dernier genre sont évidemment

simulara un cuerpo decapitado revestido de un sudario y, con una cuerda, engancharon el conjunto entre dos árboles. En el momento en que esta muchacha se metía en la cama, ella quedó aterrorizada al ver este objeto, y cayó inmediatamente en un estado de total insensibilidad. El espanto desarregló sus funciones nerviosas de manera extraordinaria. Esta enferma se vio sometida a vértigos; perdió el uso de los miembros de un lado, y necesitó guardar cama durante tres meses. Más tarde, la hemiplejia comenzó a disminuir; pero, aunque haga ya siete años desde que tuvo lugar el ataque, todavía la parálisis es muy pronunciada. Durante el curso de estos siete años, también ha sido afectada de amaurosis, que la ha tenido ciega durante casi un año; luego ha recobrado la vista de un ojo solamente. En el presente, muestra un espécimen destacado de parálisis agitante.

Aunque la parálisis agitante y la emoción que la habría producido estén, en este caso, por así decir, relacionadas una con otra por el encadenamiento no interrumpido de episodios nerviosos variados, resulta evidentemente muy dudoso si ésta ha tenido en realidad alguna influencia en el desarrollo de aquélla, y se reconocerá que esta influencia, si realmente existió, no ha podido realizarse más que de modo muy indirecto. Es sabido además qué amplia proporción conviene atribuir a la imaginación del paciente y, a veces, incluso del observador, en tanto que se trata del papel etiológico de los trastornos psíquicos en la producción de enfermedades que afectan al sistema nervioso. No obstante, no querríamos en absoluto, por nuestra cuenta, empujar a excesivo escepticismo en semejante materia. Además de los casos indiscutibles invocados más arriba, en esta cuestión habría en efecto que hacer valer como afirmativo: que las emociones violentas, el terror en particular, se traducen habitualmente por trastornos orgánicos variados más o menos acusados, en los que el sistema nervioso es la base principal, y entre los cuales el temblor de los miembros figura en primer puesto; que estos trastornos, por lo común muy pasajeros, pueden sin embargo, en algunos caso, persistir durante un tiempo relativamente bastante largo, sin constituir aún en esta ocasión un estado mórbido propiamente dicho; y, finalmente, que estos trastornos del sistema nervioso, considerados sobre todo en su mayor grado de desarrollo, tienen indiscutibles puntos de contacto con los mismos síntomas de la parálisis agitante.

b. La influencia del frío húmedo es, como la precedente, demostrada por cierto número de observaciones. O bien los enfermos habían habitado durante un tiempo habitualmente muy prolongado en una vivienda humilde (Canstatt), u otras veces sólo habían estado temporalmente sometidos a la acción del frío y de la humedad. Los casos más convincentes del último tipo son evidentemente ceux où l'on voit la maladie se développer pendant l'application même de la cause ou tout au moins peu de temps après. En voici un exemple fort remarquable que nous empruntons à M. W. Gull (*loc. cit.*) :

Obs. — Dans ce cas, il s'agit d'un homme de bonne apparence, âgé de quarante-cinq ans, qui, deux ans auparavant, pendant le mois d'octobre, par un temps froid, fut fort mouillé, et resta, avec ses habits trempés, assis pendant longtemps dans un café. Au sortir du café, cet homme monta sur un bateau à vapeur, et demeura toute la nuit sur le pont. Le lendemain matin, il pouvait à peine marcher, tant ses membres étaient roides. Au bout de quatre jours, sa main droite commença à trembler de telle sorte qu'il lui fut impossible d'écrire. Insensiblement tout le bras droit s'affecta de la même manière. Au bout de huit mois, le membre inférieur droit lui paraissait pesant et tremblait tout comme le bras ; il y a quatre mois, ce fut le tour du bras gauche ; et, peu après, le membre inférieur gauche fut également pris de tremblement, de telle sorte qu'aujourd'hui le corps entier est dans un état d'agitation permanente.

On pourrait rapprocher du cas précédent un fait rapporté par Romberg (*loc. cit.*), et où il s'agit d'un homme qui éprouva les premiers symptômes de la paralysie agitante, peu de temps après s'être trouvé dans les circonstances suivantes : cet homme fut, en 1843, devant Magdebourg, attaqué par des cosaques qui le dépouillèrent de ses vêtements alors qu'il avait la peau couverte de sueur, et il resta dans cet état pendant plusieurs heures, couché sur la terre humide. L'influence du froid et de l'humidité paraît dans ce cas assez bien établie, mais il est fort probable que la terreur a pour son compte joué ici un rôle important.

c. Telles sont les deux causes dont la plupart des auteurs s'accordent à reconnaître l'influence dans la production de la paralysie agitante ; après cela on a noté encore , cette fois à titre de conditions prédisposantes ou personnelles, un certain nombre de circonstances et en particulier l'âge sénile. La paralysie agitante est habituellement en effet une maladie de l'âge avancé ; elle débute le plus souvent après l'âge de soixante ans. Mais il y a toutefois d'assez nombreuses exceptions à cette règle. Ainsi, la malade dont nous avons relaté l'histoire, d'après Graves, était âgée de vingt-cinq ans seulement ; un individu observé par M. Trousseau n'avait pas plus de vingt-sept ans ; un des cas rapportés par Elliotson est relatif à un homme de trente-cinq ans ; enfin, chez une malade que nous observons en ce moment, les premiers symptômes morbides se sont déclarés à l'âge de quarante ans ; quant à l'in-

aquéllos en que se ha visto desarrollarse la enfermedad durante la propia experiencia de la causa o, al menos, poco tiempo después. He aquí un ejemplo muy destacable de esto que tomamos del Sr. W. Gull (*loc.cit.*):

OBS. – En este caso, se trata de un hombre de buena presencia, de cuarenta y cinco años, que dos años antes, durante el mes de octubre, con tiempo frío, se mojó mucho y permaneció, con sus ropas empapadas, sentado durante mucho tiempo en un café. Al salir del café este hombre montó en un barco a vapor, y se mantuvo todo la noche sobre el puente. La mañana siguiente, apenas podía caminar, de tan rígidos que estaban sus miembros. Al cabo de cuatro días, su mano derecha comenzó a temblar de tal forma que le fue imposible escribir. Al cabo de ocho meses, el miembro inferior derecho le parecía pesado y temblaba completamente igual que el brazo; hace cuatro meses fue el turno del brazo izquierdo; y, poco después, el miembro inferior izquierdo se afectó similarmente por el temblor, de tal manera que hoy todo el cuerpo está en un estado de permanente agitación.

Se podría relacionar con el caso precedente un hecho descrito por Romberg (*loc. cit.*), y en el que se trata de un hombre que padeció los primeros síntomas de la parálisis agitante, poco tiempo después de que le encontraran en las circunstancias siguientes: este hombre fue (en 1843, cerca de Magdebourg) atacado por cosacos que le despojaron de su ropa cuando tenía la piel cubierta de sudor, y él permaneció en este estado durante varias horas, recostado en la tierra húmeda. La influencia del frío y de la humedad parece bien establecida en este caso, pero es muy probable que el terror ha jugado aquí, por su cuenta, un papel importante.

c. Éstas son las dos causas en que la mayoría de los autores coinciden en reconocer su influencia en la producción de la parálisis agitante; después de eso se ha observado también, esta vez a título de condiciones predisponentes o personales, cierto número de circunstancias y en particular la edad senil. En efecto, la parálisis agitante es habitualmente una enfermedad de la edad avanzada; lo más frecuente es que comience después de de los sesenta años. Pero, no obstante, hay excepciones a esta regla bastante numerosas. Así, la enferma cuya historia hemos contado, según Graves, tenía solamente veinticinco años; uno de los casos descritos por Elliotson es respecto a un hombre de treinta y cinco años; finalmente, en un paciente que en este momento observamos, los primeros síntomas mórbidos se han presentado a a la edad de cuarenta años; en cuanto a la in-

— 27 —

fluence du sexe, on conçoit qu'elle ne puisse pas être appréciée d'une manière quelque peu sérieuse, en raison du petit nombre d'observations rassemblées jusqu'à ce jour. — Nous ne croyons pas que la paralysie agitante ait été jusqu'ici rencontrée en connexion évidente avec quelqu'une des grandes maladies constitutionnelles ; le rhumatisme chronique, il est vrai, a été signalé par quelques auteurs comme affection antécédente ou concomitante ; faute de détails circonstanciés il est impossible de préciser ce que ces auteurs ont, en pareil cas, entendu désigner par cette dénomination de rhumatisme ; il est fort probable toutefois qu'ils ont fait allusion à ces douleurs musculaires plus ou moins vagues, qui compliquent en effet quelquefois la paralysie agitante, et qui, comme elle, peuvent dériver de l'impression du froid humide. Mais ces affections rhumatoïdes sont loin de constituer des caractères positifs de la diathèse rhumatismale, et pour permettre à l'avenir de décider si la paralysie agitante est liée à cette diathèse par quelque rapport de connexité, il faudrait de toute nécessité que celle-ci se traduisît par des manifestations moins équivoques, qu'elle se montrât, par exemple, sous l'une quelconque des formes variées de l'arthro-rhumatisme aigu ou chronique. — Nous terminerons cette ébauche, nécessairement fort imparfaite, d'une étiologie de la paralysie agitante, en faisant ressortir que dans les cas soumis à notre observation, quelque attentive qu'ait été la recherche des antécédents, il nous a été impossible de découvrir aucune circonstance exceptionnelle et capable de faire concevoir le développement d'une affection à la fois si singulière et si grave.

B. — En ce qui concerne la question de thérapeutique, nous n'aurons malheureusement qu'à enregistrer des résultats ou fort incertains ou, le plus souvent, complétement négatifs ; mais il nous a paru utile d'indiquer, au moins très sommairement, les tentatives qui ont été conduites avec quelque suite, même les plus infructueuses, ne fût-ce que pour déblayer le terrain de l'expérimentation en signalant des essais déjà suffisamment jugés par la clinique.

Tous les auteurs ont reproduit, d'après le docteur Elliotson, le cas d'un malade chez lequel la guérison complète a été obtenue par l'emploi de hautes doses de sous-carbonate de fer. Il s'agit dans ce cas d'un homme de trente-cinq ans : la maladie n'était pas de date très ancienne, les symptômes, quoique bien accusés, n'étaient pas très intenses. Chez un autre malade observé par le même médecin, on obtint par l'admi-

fluencia del sexo, se comprende que no pueda ser apreciada de manera un poco seria, a causa del pequeño número de observación recogidas hasta hoy.- No creemos que la parálisis agitante se haya encontrado, hasta aquí, en conexión evidente con alguna de las grandes enfermedades constitucionales; el reumatismo crónico, es cierto, ha sido señalado por algunos auntores como dolencia antecedente o concomitante; a falta de detalles pormenorizados es imposible precisas lo que, en casos similares, los autores han entendido describir con esta denominación de reumatismo; no obstante, es muy probable que hayan hecho alusión a estos dolores musculares, más o menos vagos que, en efecto, complican a veces la parálisis agitante y que, como ella, pueden derivar del impacto del frío húmedo. Pero estas afecciones reumatoides quedan lejos de constituir características positivas de la diátesis reumática, y para permitir en el futuro decidir si la parálisis agitante está ligada a esta predisposición por alguna relación de conexión, sería completamente necesario que ésta se tradujese en manifestaciones menos equívocas de las que se mostró, por ejemplo, bajo cualquiera de las formas variadas del artro-reumatismo agudo o crónico. – Terminaremos este boceto, obligadamente muy imperfecto, sobre una etiología de la parálisis agitante, haciendo resaltar que en los casos sometidos a nuestra observación, cualquiera que fuera la atención en la búsqueda de antecedentes, nos ha sido imposible descubre ninguna circunstancia excepcional y capaz de hacer concebir el desarrollo de una afección a la vez tan singular y tan grave.

B.- En lo que concierne a la cuestión terapéutica, desgraciadamente no habremos hecho más que registrar resultados o muy dudosos o, lo más frecuente, completamente negativos; pero nos ha parecido útil indicar, al menos muy resumidamente, las tentativas que se han llevado con algún seguimiento, incluso las más infructuosas, aunque no sea más que para despejar el terreno de la experimentación reseñando ensayos ya suficientemente enjuiciados por la clínica.

Todos los autores han reproducido, según el doctor Elliotson, el caso de un enfermo en el que se ha obtenido la completa curación mediante el uso de altas dosis de subcarbonato de hierro. En este caso se trata de un hombre de treintaicinco años: la enfermedad no databa de muy antiguo, y los síntomas, aunque bien acusados, no eran muy intensos. En otro paciente observado por el mismo médico se consiguió, con la administration du même médicament un amendement assez marqué, mais qui ne fut que temporaire. Dans quatre ou cinq autres cas, Elliotson a vu l'emploi du sous-carbonate de fer à dose élevée échouer complétement. Romberg qui a observé et traité plusieurs cas de paralysie agitante, n'en a rencontré qu'un seul où la médication employée ait paru avoir quelque succès ; dans ce cas on avait prescrit le sous-carbonate de fer, suivant les indications d'Elliotson ; mais on avait en outre et concurremment mis en usage des bains chauds avec affusions froides simultanées sur la nuque et le dos. Le tremblement cessa momentanément, mais la maladie reprit bientôt sa marche progressive et envahissante. — Basedow dit avoir observé un cas où tous les symptômes de la maladie cessèrent pendant plusieurs mois, à la suite de l'usage des eaux alcalines de Tœplitz. — Canstatt a obtenu un amendement très notable chez un sujet avancé en âge, par l'administration des bains sulfureux ; il suppose que dans ce cas l'affection était de nature rhumatismale, et il se demande si cette médication ne serait pas efficace seulement dans des cas de ce genre. Les bains sulfureux associés à l'emploi de l'iodure de potassium et à l'application de cautères sur la nuque, ont paru amener un résultat très avantageux quoique temporaire chez un homme âgé de cinquante-trois ans, auquel nous avons fait allusion déjà, et dont l'histoire nous a été communiquée par M. Axenfeld ; à la suite de cette médication complexe, mais où les bains sulfureux ont dominé, tous les accidents morbides se sont suspendus pendant près de dix-huit mois. — Si les médications dont il vient d'être question paraissent avoir eu quelquefois d'heureux résultats, soit en amenant une atténuation des symptômes, soit même en enrayant momentanément le cours de la maladie, il n'en est pas de même de celles qui suivent. Dans plusieurs faits rapportés par les auteurs et dans deux cas que nous avons directement observés, l'emploi de la strychnine n'a produit aucun effet favorable, et même, plusieurs fois, il a été suivi d'une exacerbation bien évidente de tous les accidents ; l'opium à haute dose a procuré plusieurs fois du soulagement, soit en amenant le sommeil, soit en faisant disparaître les douleurs qui accompagnent quelquefois le tremblement ; mais sous l'influence de cette médication, le tremblement lui-même n'a subi aucune modification appréciable. Nous avons, chez une de nos malades, administré pendant près de deux mois, sans résultat aucun la poudre de seigle ergoté à la dose de 50 centigrammes combiné à une dose égale de sous-carbonate de fer. L'électricité enfin a échoué complétement entre les mains de

nistración del mismo medicamento, un alivio bastante marcado pero que no fue más que transitorio. En otros cuatro o cinco casos, Elliotson ha visto fracasar completamente el empleo de subcarbornato de hierro a dosis elevadas. Romberg, que ha observado y tratado varios casos de parálisis agitante, sólo ha encontrado uno en que la medicación empleada hay parecido tener algún éxito; en este caso se había prescrito el subcarbonato de hierro, según las indicaciones de Elliotson; pero por lo demás no se había hecho en concurrencia con el uso de baños calientes y efusiones frías simultáneas en la nuca y espalda. El temblor cesó momentáneamente, pero la enfermedad retomó pronto su curso progresivo e invasivo. – Basedow dice haber observado un caso en que todos los síntomas de la enfermedad cesaron durante varios meses, tras el uso de las aguas alcalinas de Tœplitz. – Canstatt ha obtenido un alivio muy notable en un sujeto de edad avanzada, administrando baños sulfurosos; supone que en este caso la afección era de naturaleza reumática, y se pregunta si esta medicación no sería eficaz sólo en casos de esta índole. Los baños sulfurosos asociados al uso de yoduro de potasio y a la aplicación de cauterios en la nuca, parecen haber traído un resultado muy ventajoso aunque temporal en un hombre de cincuenta y tres años, al cual ya hemos aludido, y cuya historia nos ha comunicado el Sr. Axenfeld; a continuación de esta medicación compleja, pero en la que han domina los baños sulfurosos, todos los episodios mórbidos se han suprimido durante cerca de dieciocho meses. – Si las medicaciones que se acaban de cuestionar parecen haber tenido, a veces, resultados afortunados, sea induciendo una atenuación de los síntomas, sea incluso atajando momentáneamente el curso de la enfermedad, no sucede lo mismo con las que siguen. En varios casos descritos por los autores y en dos casos que hemos observado directamente, el empleo de la estricnina no ha producido ningún efecto favorable, y hasta, varias veces, se ha seguido de una muy evidente exacerbación de todos los episodios; el opio a alta dosis ha procurado varias veces alivio, sea promoviendo el sueño, sea haciendo desaparecer los dolores que a veces acompañan al temblor; pero bajo la influencia de esta medicación, el temblor en sí mismo no ha experimentado ninguna modificación apreciable. En una de nuestras pacientes hemos administrado durante cerca de dos meses, sin ningún resultado, el polvo de cornezuelo de centeno a la dosis de 50 centigramos combinado con igual cantidad de subcarbonato de hierro. Finalmente, la electricidad ha fracasado por completo en manos del

— 29 —

M. W. Gull, qui a eu occasion de l'appliquer dans quatre cas
de paralysie agitante bien caractérisée. Mais à ce propos il
importe de remarquer que l'électricité statique seule parait
avoir été expérimentée par ce médecin (1).

C. — Les renseignements que nous avons pu recueillir relativement aux altérations anatomiques rencontrées dans les cas
de paralysie agitante, sont peu nombreux et, en général, peu
circonstanciés ; mais par contre ils concordent assez bien entre
eux, au moins pour la plupart, et acquièrent par ce fait même
une incontestable valeur. Chez un des sujets dont il a donné
l'histoire, Parkinson a constaté, lors de la nécroscopie, une
augmentation de volume et de consistance du pont de Varole
et de la moelle allongée ; l'induration s'étendait à la moelle
cervicale ; dans ce même cas, suivant Parkinson, les nerfs de
la langue et ceux du bras étaient en outre comme tendineux,
c'est dire qu'ils étaient eux-mêmes le siége d'une induration
prononcée. Si on laisse de côté le dernier détail qui n'a pas
son analogue dans les observations ultérieures, on sera frappé
de la ressemblance qui existe entre ces lésions et celles dont
M. Oppolzer a donné la description. En effet, chez le sujet
observé par ce médecin, le pont de Varole et le bulbe rachidien
étaient aussi manifestement indurés ; de plus, la moelle épinière présentait une altération caractérisée par l'existence de
stries grisâtres siégeant surtout dans les cordons latéraux. Les
altérations de ces diverses parties, ainsi que cela a été reconnu
par l'examen microscopique, dépendaient d'une production exagérée de tissu conjonctif ; tout porte à croire qu'on fût arrivé
au même résultat dans le cas de Parkinson, si l'on y eût fait
usage du même mode d'investigation. La sclérose de certaines
parties des centres nerveux a d'ailleurs été rencontrée par
d'autres observateurs dans les cas de paralysie agitante ; ainsi,
au rapport de M. Lebert (2), à l'autopsie d'un sujet qui avait suc-
combé à la suite de la paralysie agitante, on trouva un foyer
d'induration scléreuse avec rétraction siégeant dans la partie su-
périeure de la moelle épinière. Il n'est pas dit si, dans ce cas, la
protubérance annulaire présentait quelque lésion du même
ordre. L'induration dont il vient d'être question, ou autrement
dit la sclérose du tissu nerveux, produite par l'hypertrophie du

(1) M. Gull tirait des étincelles de la région vertébrale. Il n'est pas inutile de noter
que l'électricité, qui échoue dans les cas de paralysie agitante, produirait, au contraire,
suivant les recherches de MM. G. Bird, Hughes, Gull et Addison, les plus merveilleux
effets dans les cas de chorée.
(2) Loc. cit., p. 531.

Sr. W. Gull, que ha tenido ocasión de aplicarlo en cuatro casos de parálisis agitante bien caracterizada. Pero con este propósito importa destacar que sólo la electricidad estática ha sido experimentada por este médico (1).

C.- Las informaciones que hemos podido recoger, en relación a las alteraciones anatómicas encontradas en los casos de parálisis agitante, son poco numerosas y, en general, poco detalladas; pero por el contrario coinciden bastante entre ellos, al menos la mayor parte, y por este hecho adquieren incluso un valor incontestable. En uno de los sujetos del que dio la historia, Parkinson ha constatado, en la necropsia, un aumento de volumen y de consistencia del puente de Varolio y de la médula elongada; la induración se extendía a la médula cervical; en este mismo caso, según Parkinson, los nervios de la lengua y los del brazo estaban además como tendinosos, es decir, que ellos mismos eran asiento de una pronunciada induración. Si se deja de lado el último detalle, que no tiene parangón en las observaciones ulteriores, se quedará impresionado de la semejanza que existe entre estas lesiones y aquellas que ha descrito el Sr. Oppolzer. En efecto, en el sujeto observado por este médico, el puente de Varolio y el bulbo raquídeo estaban también evidentemente endurecidos; además, la médula espinal presentaba una alteración caracterizada por la existencia de estrías grisáceas localizadas sobre todo en los cordones laterales. Las alteraciones de estas diversas zonas, tal como se ha reconocido con examen microscópico, se debían a una exagerada producción de tejido conjuntivo; todo lleva a creer que se habría llegado al mismo resultado en el caso de Parkinson, si allí se hubiese usado el mismo modo de investigación. Por otra parte, la esclerosis de ciertas partes de los centros nerviosos ha sido encontrada por otros observadores en los casos de parálisis agitante; así, en la descripción del Ser. Leber (2), en la autopsia de un sujeto que había sucumbido a resultas de la parálisis agitante, se encontró un foco de endurecimiento escleroso con retracción asentando en la parte superior de la médula espinal. No se dice si, en este caso, la protuberancia anular presentaba alguna lesión de la misma índole. La induración que acaba de ponerse en cuestión o, dicho de otro modo, la esclerosis del tejido nervioso, producido por la hipertrofia del

(1) El Sr. Gull sacaba chispas de la región vertebral. No es inútil observar que la electricidad, que fracasa en los casos de parálisis agitante, produciría, por el contrario, según las investigaciones de los Sres. G. Bird, Hughes, Gull y Addison, los efectos más maravillosos en los casos de corea.
(2) *Loc. cit.*, p. 531.

— 30 —

tissu conjonctif, n'est pas le seul genre d'altération qui ait été constaté dans les cas de paralysie agitante ; le ramollissement, la dégénération graisseuse des éléments nerveux, les dilatations vasculaires y ont été, en effet, plusieurs fois rencontrées (1), mais il faut noter que ces lésions si diverses siégeaient toujours, comme cela avait lieu dans les faits précédents, dans la moelle allongée, le pont de Varole et les parties avoisinantes. Si donc la nature des lésions a pu varier très notablement, il ne paraît pas en être de même du siége qu'elles affectent. Ce siége varie peu, et c'est là un point qu'il importait de faire ressortir. Toutes les observations précitées tendraient par conséquent à établir qu'une altération variable dans sa nature, mais toujours appréciable de certaines parties des centres nerveux, est un caractère constant de la paralysie agitante, au moins lorsque la maladie est parvenue à un certain degré de développement ; mais par contre, il en est d'autres qui déposent en sens contraire, et où l'autopsie n'a donné que des résultats complétement négatifs. Canstatt (2) a insisté avec raison sur les faits de ce genre, qui fournissent un enseignement dont nous devrons tirer profit.

D. — *a.* En raison de l'état pour ainsi dire rudimentaire où se trouvent encore aujourd'hui l'étiologie et la nécroscopie de la paralysie agitante, c'est presque exclusivement le point de vue symptomatologique qui doit dominer dans la recherche d'une caractéristique de cette maladie. Or, de tous les phénomènes par lesquels celle-ci se manifeste, il n'en est, ainsi que nous l'avons vu, en réalité qu'un seul qui ne lui fasse jamais défaut ; ce phénomène c'est le tremblement, et c'est lui qui, par conséquent, devrait occuper le premier plan dans une définition ; après cela, il conviendrait de mentionner l'affaiblissement musculaire qui survient dans une période plus ou moins avancée de l'affection, puis, accessoirement, un symptôme qui ne se manifeste pas constamment, mais qui, dans les cas où il existe, contribue pour beaucoup à imprimer à la maladie une physionomie originale ; nous voulons parler de cet entraînement singulier qui force les malades à courir alors qu'ils veulent marcher ; quant à la démarche sautillante, elle n'est qu'une conséquence naturelle

(1) Oppolzer, *loc. cit.*; Lebert, *loc. cit.* — Chez une femme âgée de soixante-dix ans, atteinte d'un cancer du sein, et qui présentait un tremblement général très prononcé, M. le docteur Hillairet a trouvé à l'autopsie un ramollissement de la protubérance annulaire.
(2) *Specielle Patholog. und Therap.*, Bd. II, 1855.

tejido conjuntivo, no es el único tipo de alteración que ha sido constatado en los casos de parálisis agitante; el reblandecimiento, la degeneración grasa de los elementos nerviosos, las dilataciones vasculares han sido ahí, en efecto, encontradas varias veces (1), pero hay que destacar que estas lesiones tan diversas se localizaban siempre, como sucedía en los casos precedentes, en la médula elongada, el puente de Varolio y las partes vecinas. Si la naturaleza de estas lesiones ha podido variar muy notablemente, no parece ocurrir lo mismo con la zona en que asientan. Esta localización varia poco, y ése es un punto que importa resaltar. Todas las observaciones antes citadas tenderían en consecuencia a establecer que un carácter constante de la parálisis agitante es una alteración de naturaleza variable que siempre se aprecia en determinadas áreas de los centros nerviosos, al menos cuando la enfermedad ha llegado a cierto grado de desarrollo; pero a la inversa, hay otras que lo registran en sentido contrario, y en las que la autopsia sólo ha dado resultados completamente negativos. Canstatt (2) ha insistido con razón en los casos de este tipo, que proporcionan una enseñanza de la que deberemos sacar provecho.

D. - a. Basándonos en el estado por así decir rudimentario en que todavía se encuentra hoy la etiología y la necropsia de la parálisis agitante, el punto de vista de la sintomatología es casi en exclusiva el que debe predominar en la investigación de una característica de esta enfermedad. Ahora bien, de todos los fenómenos por los que ésta se manifiesta, en realidad no existe, tal como hemos visto, más que uno solo que nunca falta; este fenómeno es el temblor, y es el que, en consecuencia, debería ocupar el primer plano en una definición; después de eso, convendría mencionar el debilitamiento muscular que sobreviene en un periodo más o menos avanzado de la afección; luego, accesoriamente, un síntoma que no se presenta constantemente pero que, en los casos en que existe, contribuye con mucho a imprimir una fisionomía original a la enfermedad; queremos hablar de este arrastre singular que fuerza a los pacientes a corres cuando quieren andar; en cuanta a la marcha saltarina, no es más que una consecuencia natural

---

(1) Oppolzer, *loc. cit.*; Lebert, *loc. cit.* – En una mujer de setenta años, afectada de cáncer de mama, y que presentaba un temblor general muy pronunciado, el Señor doctor Hillairet ha encontra en la autopsia un reblandecimiento de la protuberancia anular.
(2) *Specielle Patholog. und Therap.* Bd II, 1855.

d'un tremblement très prononcé, et qui occupe plus particulièrement les membres inférieurs. Mais le tremblement rhythmique des diverses parties du corps n'est pas exclusivement
propre à la paralysie agitante, il appartient également à diverses
affections qu'il sert même à désigner, au tremblement mercuriel par exemple, et au tremblement sénile ; de plus, il se présente dans celles-ci et dans celle-là avec des caractères absolument identiques. On peut en dire autant de la propulsion
irrésistible, elle peut exister et se montrer même très prononcée indépendamment du tremblement. Il est évident, d'après
cela, que pour le point de vue qui nous occupe les symptômes
fondamentaux de la paralysie agitante, pris isolément, n'ont
pas de valeur vraiment spécifique ; ils n'acquièrent une importance décisive qu'en tant qu'on les considère dans leurs relations réciproques, et surtout dans leur mode d'évolution. Un
nouvel élément doit donc figurer dans la caractéristique, et cet
élément est fourni par la considération du mode d'évolution
des symptômes pendant le cours de la maladie. Or, la paralysie
agitante, bien qu'elle puisse présenter parfois, dans sa marche,
des rémissions, voire même des intermissions plus ou moins
prononcées, est une affection foncièrement continue ; de plus,
elle est éminemment progressive et envahissante, c'est-à-dire
que, partiel à son début, et limité à une extrémité ou à un
membre, le tremblement tend ici, pour ainsi dire invincible-
ment, à s'étendre à toutes les parties du corps en même temps
qu'il s'aggrave. Ainsi *tremblement rhythmique, continu, à marche
progressive, accompagné tôt ou tard de faiblesse musculaire, et
auquel vient fréquemment s'adjoindre une tendance plus ou moins
marquée à la propulsion*, tels sont les seuls éléments qui, dans
l'état actuel de la science, nous paraissent devoir constituer la
définition de l'affection décrite sous le nom de *paralysie agitante*.

b. Tout ceci fait aisément prévoir que, dans les cas où la
maladie n'aura pas revêtu son type de parfait développement,
et lorsque sa marche progressive n'aura pas pu être étudiée,
soit *de visu*, soit par une étude attentive des antécédents, de
très sérieuses difficultés de diagnostic pourront se présenter au
clinicien. Nous croyons pouvoir nous abstenir d'entrer dans de
longs détails concernant la question que nous signalons, et
nous nous bornerons à en indiquer les points les plus saillants.
Les affections qui, comme la paralysie agitante, ont le tremblement pour symptôme principal, sont ici naturellement surtout en cause. On a dit que, dans le tremblement sénile, les
mouvements rhythmiques étaient moins intenses qu'ils ne le
sont dans la paralysie agitante ; cela est vrai pour la majorité

de un temblor muy pronunciado, y que afecta más concretamente a los miembros inferiores. Pero el temblor rítmico de las diversas partes del cuerpo no es propio y exclusivo de la parálisis agitante; pertenece igualmente a diversas afecciones a las que incluso sirve para designar: al temblor mercurial por ejemplo, y al temblor senil; además, se presente en éstas y aquéllas con características absolutamente idénticas. Otro tanto puede decirse de la propulsión irresistible; puede existir y presentarse, incluso muy pronunciada, con independencia del temblor. Según eso, resulta evidente que, según el punto de vista que nos ocupa, los síntomas fundamentales de la parálisis agitante, tomados de forma aislada, no tienen un valor verdaderamente específico; sólo adquieren una importancia decisiva en tanto que se les considera con sus relaciones recíprocas y, sobre todo, en su modo de evolución. Así pues, un nuevo elemento debe figurar en la caracterización, y este elemento lo proporciona la consideración del modo de evolución de los síntomas durante el curso de la enfermedad. Ahora bien, la parálisis agitante, aunque pueda presentar a veces, en su transcurso, remisiones, incluso interrupciones más o menos pronunciadas, es una afección en el fondo continua; además es eminentemente progresiva e invasiva, es decir que, parcial en su comienzo, se limita a una extremidad o a un miembro, , y el temblor tiende aquí a extenderse, por así decir de modo invencible, a todas las partes del cuerpo al mismo tiempo que se agrava. Así, *temblor rítmico, continuo, de curso progresivo, acompañado pronto o tarde de debilidad muscular, y al que viene frecuentemente a añadirse una tendencia más o menos marcada a la propulsión:* tales son los únicos elementos que, en el actual estado de la ciencia, nos parece que deben constituir la definición de la afección descrita bajo el nombre de parálisis agitante.

b. Todo esto hace prever fácilmente que, en el caso en que la enfermedad no hubiera revestido su variante de perfecto desarrollo, y cuando su curso progresivo no hubiera podido ser estudiado (sea *de visu*, sea por un estudio atento de los antecedentes) se podrán presentar al clínico muy serias dificultades diagnósticas. Creemos poder absteneros de entrar en largos detalles sobre la cuestión que señalamos, y nos limitaremos a indicar sus puntos más sobresalientes. Las afecciones que, como la parálisis agitante, tienen como síntoma principal el temblor, están naturalmente aquí en tela de juicio. Se ha dicho que el temblor senil, los movimientos rítmicos eran menos intensos que en la parálisis agitante; eso es verdad para la mayoría

— 32 —.

des cas. Mais on comprend que, si la dernière affection en est à son début, si elle est encore peu intense, si surtout elle se développe sans cause apparente chez un sujet avancé en âge, l'hésitation sera fort légitime tant que la tendance progressive des accidents n'aura pas pu être reconnue. L'adjonction de quelqu'un des symptômes accessoires propres à la paralysie agitante contribuera puissamment à fixer le diagnostic. Dans les diverses espèces de tremblement par intoxication, dans celle de ces affections surtout qui dérivent de l'intoxication mercurielle, les mouvements rhythmiques peuvent quelquefois égaler en intensité ceux qu'on observe dans la paralysie agitante ; mais, outre que les phénomènes accessoires qui s'associent à cette dernière maladie diffèrent de ceux qui s'adjoignent au tremblement mercuriel, la considération des circonstances étiologiques est ici toute-puissante, et peut conduire à des conclusions absolues. On a fait ressortir encore, avec raison, ce caractère assez important pour le diagnostic, que dans les tremblements déterminés par l'abus des boissons excitantes, l'alcool, le café par exemple, les mouvements rhythmiques peuvent s'amender ou même disparaître momentanément sous l'influence d'une ingestion excessive de ces boissons ; tandis qu'un résultat contraire serait obtenu si une pareille expérimentation venait à être tentée chez un sujet atteint de paralysie agitante. Il serait hors de propos de mentionner ici les diverses formes de tremblement passager qui se manifestent dans certaines maladies aiguës, et nous terminerons en rappelant que la paralysie agitante a quelquefois été désignée sous le nom de *chorée;* mais si l'on emploie le terme chorée dans l'acception nosographique restreinte qui est le plus généralement adoptée aujourd'hui, on avouera que les deux affections n'ont entre elles que des ressemblances fort éloignées, et qu'il n'y a pas là matière à une erreur de diagnostic, à moins de circonstances véritablement exceptionnelles.

de los casos. Pero se comprende que, si la última afección está en su comienzo, si todavía es poco intensa, y sobre todo si se desarrolla sin causa aparente en un sujeto de edad avanzada, la duda será muy legítima hasta tanto la tendencia progresiva de los acontecimientos no se haya podido reconocer. Si se añaden alguno de los síntomas accesorios propios de la parálisis agitante se contribuirá poderosamente a establecer el diagnóstico. En las diversas especies de temblor por intoxicación, sobre todo en estas afecciones que derivan de la intoxicación mercurial, los movimientos rítmicos pueden a veces igualar en intensidad a los que se observan en la parálisis agitante; pero, más allá de que los fenómenos accesorios que se asocian a esta última enfermedad difieren de los que acompañan al temblor mercurial, la consideración de las circunstancias etiológicas es aquí todopoderosa, y puede llevar a conclusiones absolutas. Se ha hecho resaltar también, con razón, esta características bastante importante para el diagnóstico: que en los temblores derivados por abuso de bebidas excitantes, alcohol o café por ejemplo, los movimientos rítmicos pueden disminuir, o incluso desaparecer momentáneamente bajo la influencia de la ingestión excesiva de estas bebidas, mientras que se obtiene el resultado contrario si tal experimento llega a intentarse en un sujeto con parálisis agitante. Queda fuera de nuestro propósito mencionar aquí las diversas formas de temblor pasajero que se manifiestan en ciertas enfermedades agudas, y terminaremos recordando que la parálisis agitante a veces ha sido designada bajo el término de corea; pero si se emplea la denominación de corea en la acepción nosológica restringida es la más comúnmente adoptada hoy en día, se reconocerá que las dos afecciones sólo tienen entre sí semejanzas muy alejadas, y que no hay base para un error diagnóstico, salvo en circunstancias verdaderamente excepcionales.

-- 3.3 --

CHAPITRE II.

QUELQUES MOTS CONCERNANT LA PHYSIOLOGIE PATHOLOGIQUE DE LA PARALYSIE AGITANTE ET DU TREMBLEMENT EN GÉNÉRAL.

Nous ne voudrions pas clore ce travail sans indiquer au moins très sommairement jusqu'à quel point les notions de la physiologie actuelle peuvent intervenir dans l'interprétation des faits qui constituent, quant à présent, l'histoire pathologique de la paralysie agitante. Les résultats des explorations dirigées dans cette voie sont, il est vrai, peu nombreux, en général, peu décisifs, et ils s'appliquent plutôt, du moins pour une bonne partie, au tremblement considéré en général qu'à l'affection particulière qui nous occupe. Ils n'en méritent pas moins, cependant, à ce qu'il nous semble, d'être exposés ; car ce sont, si l'on peut ainsi dire, des jalons qui pourront guider dans les recherches ultérieures.

a. — Lorsqu'on introduit sous la peau d'une grenouille intacte une goutte de nicotine pure, récente, on observe des effets qui peuvent un peu varier, suivant l'état de l'animal et suivant la quantité du poison. Dans tous les cas cependant, ainsi que l'a indiqué depuis longtemps M. Claude Bernard, l'animal, au bout de quelques instants, est pris d'un tremblement qui agite tous les muscles du tronc et des membres. Ce tremblement, bien que passager, persiste cependant assez longtemps pour qu'il soit permis de rechercher quel est dans l'organisme son point de départ. Or, on peut se convaincre qu'il ne dépend pas de l'action excitante exercée par la nicotine sur les fibres musculaires ; c'est le système nerveux qui est intéressé, car si, dans une nouvelle expérience, la nicotine est introduite sous la peau d'une grenouille préalablement soumise à l'action du curare, le tremblement ne se manifeste plus : il en est de même si l'on a détruit le centre nerveux cérébro-spinal chez une grenouille avant de la soumettre à l'action de la substance toxique, ce qui montre bien que c'est la lésion de ce centre qui détermine le tremblement (1). On peut même pousser les recher-

(1) Voy. Vulpian, *Note sur les effets de la nicotine sur la grenouille.* (*Comptes rendus et Mémoires de la Société de biologie,* 1859, p. 150.)

CAPÍTULO II.

ALGUNAS PALABRAS RESPECTO A LA FISIOLOGÍA PATOLÓGICA DE LA PARÁLISIS AGITANTE Y DEL TEMBLOR EN GENERAL.

No querríamos clausurar este trabajo sin indicar, al menos muy resumidamente, hasta qué punto las nociones de la fisiología actual pueden intervenir en la interpretación de los hechos que constituyen, por el momento, la historia patológica de la parálisis agitante. Los resultados de las exploraciones dirigidas en este sentido son, es cierto, poco numerosos en general, pero decisivos, y se aplican preferentemente, al menos en una buena parte, al temblor considerado en general, más que a la afección particular que nos ocupa. Sin embargo, a nuestro parecer, merecen al menos ser expuestos; puesto que son, si así puede decirse, jalones que podrán servir de guía en investigaciones ulteriores.

a. - Cuando se introduce bajo la piel de una rana intacta una gota de nicotina pura, reciente, se observan efectos que pueden variar un poco, según el estado del animal y según la cantidad de veneno. Sin embargo, en todos los casos, tal como lo indicó hace mucho tiempo el Sr. Claude Bernard, el animal, al cabe de algunos instantes, es presa de un temblor que agita todos los músculos del tronco y de los miembros. Este temblor, aunque pasajero, persiste sin embargo tiempo suficientemente prolongado para que se permita investigar cuál es su punto de partida en el organismo. Ahora bien, puede convenirse que no depende de la acción excitante ejercida por la nicotina sobre las fibras musculares; es el sistema nervioso lo que está implicado pues si, en un nuevo experimento, se introduce la nicotina bajo la piel de una rana previamente sometida a la acción del curare, el temblor no se manifiesta ya: lo mismo sucede si se ha destruido el centro nervioso cerebroespinal de la rana antes de someterla a la acción de la sustancia tóxica, lo que demuestra que es la lesión de este centro lo que determina el temblor (1). Incluso se pueden llevar las investigaciones

(1) Vid. Vulpian, *Nota sobre los efectos de la nicotina en la rana. (Rendición de cuentas y Memorias de la Sociedad de biología*, 1850, p. 150.)

— 34 —

ches plus loin et déterminer avec plus de précision encore
la partie des centres nerveux, principalement et primitive-
ment affectée chez les animaux qui font l'objet de ces expériences. Si l'empoisonnement par la nicotine est produit chez
une grenouille à laquelle on a enlevé soit le cerveau seulement, soit l'encéphale tout entier, à l'exception du bulbe
rachidien (1), le tremblement se manifeste à peu près avec
autant d'intensité que cela aurait eu lieu chez une grenouille intacte. Il n'en est plus de même si le bulbe rachidien
a été enlevé en même temps que les autres parties de l'encéphale. Alors le tremblement n'a plus lieu, au moins dans
la grande majorité des cas. L'intégrité du bulbe rachidien
paraît donc nécessaire à la pleine manifestation des mouvements rhythmiques dont il s'agit.

Ces expériences sont les seules, à notre connaissance du
moins, où l'on ait artificiellement produit chez les animaux,
en agissant sur les centres nerveux, des phénomènes analogues au tremblement qui caractérise chez l'homme certains états morbides (2). A ce point de vue, elles nous paraissent avoir quelque importance, bien qu'elles aient trait à
des animaux placés très bas dans l'échelle. Elles en ont encore
en ce que leurs résultats concordent en grande partie avec
les données fournies par la nécroscopie des sujets atteints
de paralysie agitante ; c'est en effet dans la protubérance annulaire, le bulbe rachidien et quelquefois aussi, bien que plus
rarement, dans les régions supérieures de la moelle épinière.
que siégeaient chez ces sujets les altérations diverses qui ont
été signalées, et en particulier la sclérose. Si l'on remarque
d'un autre côté que les lésions qu'on rencontre si fréquemment
et dans les circonstances les plus variées, soit dans les hémisphères cérébraux et les masses de substance grise qui y sont
contenues, soit dans le cervelet ou les régions inférieures de la
moelle, soit enfin dans les nerfs périphériques ou dans les muscles, ne produisent jamais le tremblement rhythmique, on ser.
naturellement porté à admettre que ce phénomène a son poin

(1) Chez la grenouille, le bulbe rachidien représente à la fois la moelle allongée e
la protubérance annulaire des mammifères.

(2) La physiologie n'a pas jusqu'ici tenté l'étude expérimentale du tremblement, e.
les lésions des centres nerveux ne sont pas suivies en général de troubles du mouvement analogues au tremblement, ou du moins on n'a pas encore indiqué d'une façon
expresse des troubles de ce genre en relation avec ces lésions. Il y a, toutefois, un
phénomène qui doit être évidemment rapproché du tremblement rhythmique, — et ce
rapprochement a déjà été fait par le professeur Blasius, — c'est le nystagmus. Or,
cette oscillation des globes oculaires est une des suites les plus ordinaires des lésions
de la protubérance annulaire et des pédoncules cérébelleux.

más lejos y determinar aún con más precisión la parte de los centros nerviosos principal y primitivamente afectados en los animales que son objeto de estas experiencias. Si el envenenamiento por la nicotina se produce en una rana a la que se ha quitado sea sólo el cerebro, sea todo el encéfalo excepto el bulbo raquídeo (1), el temblor se presenta aproximadamente con tanta intensidad como habría hecho en una rana intacta. No sucede lo mismo si el bulbo raquídeo se quitó a la vez que las otras partes del encéfalo. Entonces el temblor no tiene lugar, al menos en la mayoría de casos. La integridad del bulbo raquídeo parece pues necesaria para la plena manifestación de los movimientos rítmicos de que se trata.

Estas experiencias son las únicas, al menos que conozcamos, en las que se ha producido artificialmente en animales, tratándose de centres nerviosos, fenómenos análogos al temblor que caracteriza algunos estados mórbidos en el hombre (2). Desde este punto de vista, nos parece que tienen alguna importancia, aunque se trata de animales situados muy bajo en la escala. Éstas tienen además que sus resultados concuerdan en gran parte con los datos aportados por la necropsia de los sujetos con parálisis agitante; en efecto, es en la protuberancia anular, el bulbo raquídeo y a veces también en las regiones superiores de la médula espinal donde se localizan en estos sujetos las diversas alteraciones que ahí se han señalado, y en particular la esclerosis. Si por otro lado se destaca que las lesiones que se encuentran tan frecuentemente y en las circunstancias más variadas, sea en los hemisferios cerebrales (y las masas de sustancia gris que contienen), sea en el cerebelo o en las regiones inferiores de la médula, o, finalmente, sea en los nervios periféricos o en los músculos, nunca producen el temblor rítmico, se nos lleva de modo natural a admitir que este fenómeno tiene su punto

(1) En la rana, el bulbo raquídeo representa a la vez la médula alargada y la protuberancia anular de los mamíferos.
(2) La fisiología hasta ahora no ha intentando el estudio experimental del temblor, y las lesiones de los centros nerviosos no se siguen en general de trastornos del movimiento análogos al temblor, o al menos todavía no ha indicado de una manera expresa trastornos de este género en relación con estas lesiones. No obstante, hay un fenómeno que debe evidentemente relacionarse con el temblor rítmico –y esta relación ya ha sido hecha por el profesor Blasius–, es el nistagmo. Ahora bien, esta oscilación de los globos oculares es una de las consecuencias más comunes de las lesiones de la protuberancia anular y de los pedúnculos cerebelosos.

de départ dans un espace assez restreint du système nerveux central, et qui comprend le bulbe rachidien, la protubérance annulaire, et peut-être aussi une partie des régions supérieures de la moelle épinière. Mais, dans cette hypothèse, les mouvements rhythmiques ne devraient-ils pas se produire dans tous les cas où il existe une altération notable des parties du système nerveux qui viennent d'être indiquées? Or, c'est ce qui n'a pas lieu, car il est notoire que souvent, le plus souvent même, les lésions de ces parties ne se traduisent pas par le tremblement. Contre cette objection, on pourra faire valoir que la protubérance, le bulbe sont, comme bien d'autres parties des centres nerveux, des organes éminemment complexes qui président aux fonctions les plus variées; et dont les altérations devront se traduire par les troubles les plus divers, suivant qu'elles occuperont dans l'organe tel ou tel siége et affecteront plus particulièrement tel ou tel élément. Les tentatives d'une localisation aussi minutieuse des altérations de l'encéphale sont de date toute récente, et l'on ne saurait s'étonner que tous les problèmes qui s'y rattachent attendent encore une solution.

b. — Il ne sera pas inutile de faire remarquer à ce propos qu'une altération occupant une partie des centres nerveux n'est pas nécessairement la cause efficiente des phénomènes pathologiques que tout concourt cependant d'ailleurs à rattacher à l'affection de cette partie; l'altération, en pareil cas, n'est souvent qu'un résultat, qu'un effet de modifications organiques plus intimes, qui nous sont inconnues, mais qui n'en sont pas moins la cause réelle des phénomènes. En supposant, par exemple, que la protubérance annulaire et le bulbe soient, ainsi que nous sommes portés à le croire, le point de départ principal, sinon exclusif, du tremblement dans la paralysie agitante, nous ne voudrions pas en conclure cependant que l'état scléreux de ces parties de l'encéphale, — pour n'envisager ici que ce genre d'altération, — est la condition nécessaire de la production du trouble morbide dont il s'agit. La sclérose, en effet, est en définitive, ici comme dans les autres points du système nerveux où on l'observe, le résultat d'une hypertrophie du tissu conjonctif. Ce n'est qu'un des éléments, et en même temps le dernier terme d'un processus morbide (1), qui, à un moment donné, se révèle par une hypérémie capil-

(1) Quelquefois même la sclérose est une sorte de processus cicatriciel, et elle pourrait toujours alors mériter le nom de travail curatif si, dans certains cas, par suite de sa rétraction même, le tissu conjonctif de nouvelle formation n'entraînait pas d'irrémédiables accidents.

de partida en un espacio bastante reducido del sistema nervioso central, y que comprende bulbo raquídeo, la protuberancia anular, y quizá también una parte de las regiones superiores de la médula espinal. Pero, según esta hipótesis, ¿no deberían producirse movimientos rítmicos en todos los casos en que existe una alteración notable de las partes del sistema nervioso que acaban de ser indicadas? Ahora bien, esto es lo que no ha lugar, pues es notorio que a menudo, incluso lo más a menudo, las lesiones de estas partes no se traducen por temblor. Contra esta objeción, se podrá hacer valer que la protuberancia y el bulbo son, como muchas otras partes del sistema nervioso, órganos eminentemente complejos que controlan las funciones más variadas, y cuyas alteraciones deberán traducirse por los más diversos trastornos, según que ocuparan en el órgano tal o cual lugar y afectaran más concretamente a tal o cual elemento. Las tentativas de una localización tan minuciosa de las alteraciones del encéfalo son de fecha muy reciente, y no sería asombroso que todos los problemas que aquí se relacionan estén todavía a la espera de una solución.

b. – No resultará inútil destacar a este respecto que una alteración que ocupe una parte ce los centros nerviosos no es necesariamente la causa eficiente de los fenómenos patológicos que por demás todo concurre a relacionar sin embargo con la afección de esta parte; la alteración, en caso similar, a menudo no es más que un resultado, un efecto de modificaciones orgánicas más íntimas, que nos son desconocida, pero que no dejan de ser la causa real de los fenómenos. Suponiendo, por ejemplo, que la protuberancia anular y el bulbo sean, tal como se nos ha llevado a creer, el punto de partida principal, si no exclusivo, del temblor en la parálisis agitante, no querríamos sin embargo concluir de ello que el estado escleroso de estas partes del encéfalo –para aquí contemplar sólo este tipo de alteración- sea la condición necesaria de producción del trastorno mórbido de que se trata. La esclerosis, en efecto, es en definitiva, tanto aquí como en los otros puntos del sistema nervioso en que se le observa, el resultado de una hipertrofia del tejido conjuntivo. No es más que uno de los elementos y, al mismo tiempo, el tramo último de un proceso mórbido (1) que, en un momento dado, se revela por una hiperemia

(1) A veces incluso la esclerosis es una especie de proceso cicatricial, y entonces ella podría siempre merecer el nombre de tarea curativa si, en ciertos casos, a consecuencia de su propia retracción, el tejido conjuntivo de nueva formación no arrastrase irremediables fenómenos.

— 36 —

laire, mais dont une bonne partie, et en particulier les phases initiales, ne sont pas accessibles à nos procédés d'investigation anatomique. La sclérose et même l'hypérémie qui la précède, ne se sont pas encore produites, que déjà, depuis longtemps, des phénomènes pathologiques, souvent très accusés, se sont manifestés, qui indiquent une affection plus ou moins profonde des éléments nerveux ; ainsi, elles ont pu faire quelquefois défaut chez des sujets qui, pendant la vie, avaient présenté cependant tous les symptômes les moins équivoques de la paralysie agitante (1). Mais en quoi consiste cette modification des éléments nerveux antérieure au développement des altérations organiques appréciables? Dépend-elle d'un trouble de la nutrition ? S'accompagne-t-elle d'une exaltation ou, au contraire, d'une dépression des propriétés des éléments affectés (2) ? C'est ce qu'on ignore complétement quant à présent. Toujours est-il qu'elle constitue le fait fondamental ; car, suivant qu'elle portera sur des éléments doués de telle ou telle propriété physiologique, la physionomie des phénomènes morbides devra nécessairement varier d'une manière correspondante. Mais si la sclérose ne nous apprend rien concernant la nature de l'affection du tissu nerveux qui la précède et l'accompagne, elle peut, concurremment avec les données de la physiologie expérimentale, nous conduire à déterminer le siége de cette affection, et elle fournit ainsi des indications extrêmement précieuses.

c. — Après avoir essayé de localiser dans certaines parties des centres nerveux le point de départ du tremblement, on peut rechercher encore par quel mécanisme l'affection de ces centres se propage aux parties périphériques, et en particulier aux muscles, pour y déterminer des mouvements rhythmiques. M. le docteur Blasius a étudié ce sujet tout particulièrement, et il a été conduit à présenter une théorie dont nous allons dire quelques mots. Cette théorie est fondée sur l'existence, contestée d'ailleurs par plusieurs physiologistes, de ce qu'on nomme la tonicité musculaire, le ton musculaire. On sait que, dans l'état de veille, quelle que soit la position qu'affectent les

(1) Ces altérations manqueraient certainement aussi dans les premiers temps de la paralysie agitante, lorsque cette affection a débuté brusquement, sous l'influence d'une cause émotionnelle par exemple.

(2) Les faits que nous avons mentionnés, et dans lesquels on a vu une hémiplégie suspendre le tremblement dans le côté paralysé du corps (cas de Parkinson et de M. Hillairet) ; ceux dans lesquels le tremblement disparut dans la dernière période de maladies graves (Lebert), et enfin celui du professeur Oppolzer, dans lequel les oscillations cessaient pendant une demi-heure à la suite d'accès épileptiformes, tous ces faits sembleraient concorder assez bien avec l'hypothèse d'une irritation comme cause prochaine du tremblement de la paralysie agitante.

capilar, pero del que una buena parte, y en particular las fases iniciales, no son accesibles a nuestros procesos de investigación anatómica. La esclerosis e incluso la hiperemia que la precede, todavía no se han producido cuando ya, desde mucho antes, se ha manifestado fenómenos patológicos, a menudo muy acusados, que indican una afección más o menos profunda de los elementos nerviosos; así, a veces podrían haber faltado en sujetos que, durante la vida, habían presentado todos los síntomas menos equívocos de la parálisis agitante (1). Pero, ¿en qué consiste esta modificación de los elementos nerviosos anterior al desarrollo de las alteraciones orgánicas apreciables? ¿Depende de un trastorno de la nutrición? ¿Se acompaña de una exaltación o, por el contrario, de una depresión de las propiedades de los elementos afectados (2)? Esto es lo que se ignora completamente en la actualidad. Siempre es eso lo que constituye el hecho fundamental; pues, según que alcance a los elementos dotados de tal o cual propiedad fisiológica, la fisionomía de los fenómenos mórbidos deberá necesariamente variar de manera correspondiente. Pero si la esclerosis no nos enseña nada respecto a la naturaleza de la afección del tejido nervioso que la precede y le acompaña, puede, en concurrencia con los datos de la fisiología experimental, conducirnos a determinar la localización de esta afección, y ella proporciona así indicaciones extremadamente valiosas.

c. - Después de haber ensayado a localizar en algunas zonas de los centros nerviosos el punto de partida del temblor, se puede investigar ahora por qué mecanismos la afección de estos centros nerviosos se propaga a las partes periféricas, y en particular a los músculos, para producir allí movimientos rítmicos. El Sr. doctor Blasius ha estudiado este tema en concreto, y le ha llevado a presentar una teoría sobre la que vamos a decir algunas palabras. Esta teoría se funda en la existencia, constatada además por varios fisiólogos, de lo que se denomina tonicidad muscular, el tono muscular. Se dice que, en estado de vigilia, cualquiera que sea la posición que adoptan las

(1) Ciertamente, estas alteraciones faltarían también en los primeros periodos de la parálisis agitante, cuando esta afección ha comenzado bruscamente, bajo la influencia de una causa emocional por ejemplo.

(2) Los casos que hemos mencionado, y en los que se ha visto que una hemiplejia suprimía el temblor en el lado paralizada del cuerpo (caso de Parkinson y del Sr. Hillairet); aquellos en los que el temblor desapareción en la última etapa de enfermedades graves (Lebert); y finalmente el del profesor Oppolzer, en el que las oscilaciones cesaban durante una media hora a continuación de crisis epileptiformes, todos estos casos parecerían concardar bastante bien con la hipótesis de una irritación como causa próxima del temblor de la parálisis agitante.

— 37 —

diverses parties du corps, les muscles de ces parties sont dans un état de repos qui, pour un grand nombre d'auteurs, ne serait qu'apparent. Ces muscles seraient en réalité le siége d'une contraction particulière, indépendante de la volonté, et qui permettrait aux parties de conserver leur position, leur attitude. C'est cet état de contraction qui a été désigné sous le nom de ton musculaire. M. Blasius pense que la tonicité exige le concours de l'action d'une partie des centres nerveux, et il désigne sous le nom d'*innervation de stabilité* la faculté qu'auraient ces centres de produire le phénomène dont il s'agit. Cette innervation ne cesse guère dans l'état physiologique que pendant un sommeil très profond ; mais des affections des centres nerveux pourront venir en troubler le mécanisme, et il se produira alors une *névrose de la stabilité*. En pareil cas, suivant M. Blasius, l'influx nerveux de stabilité, contrairement à ce qui a lieu dans l'état normal, ne se propagerait plus aux muscles que d'une manière intermittente, par oscillations; de telle sorte que le ton musculaire descend momentanément au-dessous du degré qu'il devrait avoir, qu'il se relève ensuite momentanément à la hauteur normale, et qu'il oscille en un mot d'une façon permanente entre ces deux états. C'est ainsi que, suivant M. Blasius, se produiraient les mouvements musculaires rhythmiques qui constituent le tremblement.

MM. Henle (1) et Volkmann (2), en prenant pour point de départ les expériences de E. Weber sur les effets de l'excitation de la moelle épinière à l'aide de l'appareil à rotation, avaient déjà envisagé à peu près de la même manière le mécanisme du ton musculaire. Celui-ci, suivant ces auteurs, consiste en une contraction modérée des muscles, et il serait dû à une succession d'excitations émanées des centres nerveux. Cette succession est, dans l'état normal, très rapide ; de telle sorte que l'effet d'une des excitations n'a pas encore cessé, alors que l'excitation suivante agit à son tour. Mais si la succession des excitations se ralentit, il se produit de courts intervalles de repos, et la contraction par suite, au lieu d'être continue comme dans l'état normal, devient intermittente, et il se produit ainsi un tremblement plus ou moins accusé. Ces deux théories, qui se confondent en définitive sur presque tous les points, ont, comme on

(1) Henle, *Handbuch der rationellen Pathologie*, Braunschweige, 1851, Bd. II, p. 26.

(2) Wagner's, *Handwörterbuch der Physiologie*, art. NERVENPHYSIOLOGIE, 10ᵉ Liefer., p. 488 ; et Romberg, *Lehrbuch der Nervenkrankheiten des Menschen*, 2ᵉ éd., p. 367.

diversas partes del cuerpo, los músculos de estas partes están en un estado de reposo que, para gran número de autores, sólo sería aparente. Esos músculos en realidad serían asiento de una contracción particular, independiente de la voluntad, y que permitiría a las partes conservar su posición, su actitud. Este estado de contracción es lo que se ha designado bajo el término de tono muscular. El Sr. Blasius piensa que la tonicidad exige el concurso de acción de una parte de los centros nerviosos, y él señala con la denominación de *inervación de estabilidad* la facultad que tendrían estos centros para producir el fenómeno del que tratamos. Esta inervación apenas cesa en el estado fisiológico salvo durante el sueño más profundo; pero afecciones de los centros nerviosos podrían llegar a turbar el mecanismo, y se produciría entonces una *neurosis de la estabilidad.* En caso similar, según el Sr. Blasius, el influjo nervioso de estabilidad, contrariamente a lo que sucede en estado normal, no se propagaría ya a los músculos más que de manera intermitente, por oscilaciones; de tal modo que el tono muscular desciende momentáneamente por debajo del grado que debería tener, y que luego se eleva transitoriamente al nivel normal, y que, en una palabra, oscila de forma permanente entre estos dos estados. Así es como, según el Sr. Blasius, se producirían los movimientos musculares rítmicos que constituyen el temblor.

Los Sres. Henle (1) y Volkmann (2), tomando como punto de partida las experiencias de E. Weber sobre los efectos de la excitación de la médula espinal con ayuda del aparato de rotación, habían ya contemplado, aproximadamente de la misma manera, el mecanismo del tono muscular. Este, según estos autores, consiste en una contracción moderada de los músculos, y se debería a una sucesión de excitaciones emanadas de los centros nerviosos. Esta sucesión es muy rápida en estado normal; de tal modo que el efecto de una de las excitaciones no ha cesado aún cuando la siguiente excitación actúa a su vez. Pero si la sucesión de excitaciones se enlentece, se producen cortos intervalos de reposo, y en consecuencia la contracción, en lugar de ser continua como en situación normal, se vuelve intermitente, y así se produce un temblor más o menos acusado. Estas dos teorías, que en definitiva se corresponden en casi todos los puntos, tienen, como se

(1) Henle, Handbuch der rationellen Pathologie, Braunscheige, 1851, Bd II, p. 26.
(2) Wagner's, Handwürterbuch der Physiologi, art. NERVENPHYSIOLOGIE, 10ᵉ Liefer., p. 488; y Romberg, Lehrbuch der Nervenkrankheiten des Menschen, 2ᵉ éd., p. 367.

voit, pour fondement indispensable l'existence du ton musculaire ; elles seraient immédiatement renversées si cet appui
venait à lui manquer. Or, à en croire plusieurs physiologistes,
il n'est nullement certain qu'il existe en réalité une action continue des muscles. A ceux qui, plaidant dans le sens de l'affirmative, font valoir que les deux surfaces de section d'un muscle
qu'on vient de couper sur l'animal vivant s'écartent aussitôt
l'une de l'autre, M. Ludwig (1) oppose les expériences de
M. E. Weber, où l'on voit les surfaces de section s'écarter encore lorsque celle-ci a été pratiquée sur un animal mort avant
l'apparition de la rigidité cadavérique, et alors qu'on a eu soin
de détruire préalablement la moelle épinière. Les expériences
de M. E. Weber ont d'ailleurs été confirmées par celles de
MM. Auerbach (2) et Heidenhain (3), qui ont prouvé que, chez
les animaux vivants, l'interruption des relations entre les muscles et les nerfs n'empêche pas la rétraction des parties d'un
muscle divisé (4). M. Ludwig ajoute encore que l'on ne conçoit
guère comment les muscles pourraient résister à la fatigue
qu'entraînerait nécessairement une action continue, lorsqu'on
réfléchit à la rapidité avec laquelle cette fatigue se produit dans
les cas de contraction effective, apparente. Mais cette dernière
objection n'a pas une grande valeur ; car, ainsi que le fait
observer M. Schiff (5), il y a dans l'économie animale d'assez
nombreux exemples de cette continuité de contraction (6). Quoi
qu'il en soit, la question de la tonicité musculaire est loin d'être
résolue, et, dans cet état de choses, il convient de n'accepter
qu'avec réserve une théorie fondée sur cette base incertaine.

d. Faits avérés ou hypothèses plus ou moins probables, tout
ce qui précède concourt en définitive à établir que la cause
organique du tremblement réside dans certains points, aujour-
d'hui encore indéterminés, du bulbe rachidien et surtout de la
protubérance annulaire. Quant aux autres symptômes qui, par
les progrès de la maladie, viennent s'adjoindre au tremblement,

(1) *Lehrbuch der Physiologie des Menschen*, 2ᵉ Auflage, t. I, p. 184.
(2) Schless, *Gesells.*, Feb. 1856.
(3) *Müller's Archiv*, 1856, p. 200.
(4) C'est en s'appuyant surtout aussi sur ces faits que dans une séance de l'Académie de médecine scientifique de Berlin, le docteur Braun de Rehme a cherché à
combattre la théorie des *Stabilitæts-Neurosen* du professeur Blasius. (*Canstatt's Jahresbericht*, 1856-1857, Bd. III, p. 45.)
(5) *Lehrbuch der Physiologie des Menschens*, Lahr, 1859, p. 34.
(6) Les sphincters et plusieurs muscles de la vie organique.

ve, como fundamento indispensable la existencia del tono muscular; si este apoyo llegara a faltarles serían inmediatamente derribadas. Ahora bien, como creen varios fisiólogos, no es cierto en absoluto que en realidad exista una acción continua de los músculos. A los que, defendiendo en sentido afirmativo, hacen valer que las dos superficies de sección de un músculo que se acaba de cortar en un animal vivo se separan igual de rápido una de la otra, el Sr. Ludwig (1) opone las experiencias del Sr. E. Weber, en las que se ha visto que las superficies de sección se separan todavía cuando se han practicado en un animal muerto antes de que aparezca la rigidez cadavérica, y cuando se ha tenido cuidado en destruir previamente la médula espinal. Las experiencias del Sr. E. Weber han sido además confirmadas por las de los Sres. Auerbach (2) y Heidenhain (3), que han demostrado que, en los animales vivos, la interrupción de las relaciones entre los músculos y los nervios no impide la retracción de las partes de un musculo dividido (4). El Sr. Ludwig añade también que apenas se concibe cómo podrían los músculos resistir a la fatiga que acarrearía necesariamente una acción continua, cuando se reflexiona en la rapidez con la que esta fatiga se produce en los casos de contracción efectiva, aparente. Pero esta última objeción no tiene gran valor; pues, así como ha hecho observar el Sr. Schiff (5), hay en la economía animal numerosos y suficientes ejemplos de esta continuidad de contracción (6). Sea cual sea, la cuestión de la tonicidad muscular queda lejos de estar resuelta, y, en este estado de cosas, conviene no aceptar más que con reservas una teoría fundada en esta base insegura.

d. Hechos comprobados o hipótesis más o menos probables; todo lo que precede lleva en definitiva a establecer que la causa orgánica del temblor reside en algunos puntos, hoy todavía indeterminados, del bulbo raquídeo y, sobre todo de la protuberancia anular. En cuanto a los otros síntomas que, por el progreso de la enfermedad, vienen a añadirse al temblor,

---

(1) *Lehrbuch der Physiologie des Menschen*, 2ᵉ Auflage, t. I, p. 184.
(2) Schless. *Gessells.*, Feb. 1856.
(3) *Müller's Archiv*, 1836, p. 200.
(4) Apoyándose sobre todo en estos casos en una sesión de la Academia de medicina científica de Berlín, el doctor Braun de Rehme ha buscado combatir la teoría de las *Stabilitœts-Neurosen* del profesor Blasius. (*Canstatt's Jahresbericht*, 1856-1857, Bd. III, p. 45.)
(5) *Lehrbuch der Physiologie des Menschens*, Lahr, 1859, p. 34.
(6) Los esfínteres y varios músculos de la vida orgánica.

— 39 —

leur apparition successive paraît dépendre de l'extension du processus morbide au delà de ses foyers primitifs, et de sa propagation, soit à des parties jusque-là indemnes de la protubérance et du bulbe eux-mêmes, soit encore à d'autres départements du système nerveux plus ou moins éloignés. La diffusion de l'affection, dans la protubérance, par exemple, expliquerait la tendance à la propulsion qui, lorsqu'elle s'est montrée isolée et indépendante du tremblement, soit chez l'homme dans plusieurs états morbides, soit chez les animaux dans l'expérimentation physiologique, a souvent paru liée à une lésion de certains points du pont de Varole ou des parties adjacentes. L'envahissement des parties du bulbe les plus voisines du quatrième ventricule et des corps olivaires; celui des grands faisceaux conducteurs qui traversent l'isthme de l'encéphale, auront pour conséquence : le premier, les convulsions épileptiformes; le second, les contractures ou la paralysie. Enfin, l'extension du travail morbide aux hémisphères cérébraux se révélera par la perturbation ou l'affaiblissement plus ou moins marqué des facultés intellectuelles (1).

Tels sont les seuls essais d'une interprétation des phénomènes pathologiques de la paralysie agitante que nous ayons cru dignes d'être mentionnés. On ne peut se dissimuler combien d'imperfections ils présentent ; mais personne ne saurait douter qu'ils ne doivent nécessairement à l'avenir, en raison surtout des progrès incessants de la physiologie expérimentale, conduire à des résultats beaucoup plus importants. Nous ne voudrions point toutefois qu'on nous soupçonnât de fonder sur ce genre de recherches en général des espérances illimitées, et nous n'ignorons pas qu'une notion insuffisante des données de la pathologie pure a trop souvent fait méconnaître une bonne partie des difficultés du problème qu'on se propose de résoudre. Les troubles morbides provoqués par l'expérimentation ne sont pour la plupart qu'une image affai

(1) Schrœder Van der Kolk a fait voir que chez les épileptiques il y a souvent une atrophie avec induration de la moelle allongée. (*Bau und Functionen der Medulla oblongata und nächste Ursache und rationelle Behandlung der Epilepsie*, Braunschweig, 1859.) Il considère cette lésion comme produite par le dépôt d'une matière granuleuse, de nature albumineuse, entre les fibres nerveuses et les corpuscules ganglionnaires; ce dépôt s'accompagne d'une dilatation vasculaire plus ou moins prononcée, et quelquefois il y a en même temps dégénération graisseuse. M. Demme (*Canstatt's Jahresbericht*, p. 83, Bd. III, 1859-1860.) a étudié de nouveau cette altération, et il l'attribue à une hypertrophie du tissu conjonctif. Relativement à la sclérose du cerveau ; voir les recherches de M. Frerichs (*Hæser's Archiv*, Bd. X, H. 3, S. 334, 1848) et celles de M. Valentiner (*Deutsche Klinik*, 1856, n°ˢ 14, 15, 16).

su aparición sucesiva parece depender de la extensión del proceso mórbido más allá de sus focos primitivos, y de su propagación, sea a partes hasta entonces indemnes de la protuberancia y del bulbo mismos, sea también a otras dependencias del sistema nervioso más o menos alejadas. La difusión de la afección, en la protuberancia, por ejemplo, explicaría la tendencia a la propulsión que, cuando aparece aislada e independiente del temblor (sea en el hombre en varios estados morbosos, sea en los animales durante la experimentación fisiológica) ha parecido ligada a menudo a una lesión de algunos puntos del puente de Varolio o de las zonas adyacentes. La invasión de las áreas del bulbo más próximas al cuarto ventrículo y a los cuerpos de las olivas; y la de los grandes fascículos conductores que atraviesan el istmo del encéfalo, tendrán como consecuencia: el primero, las convulsiones epileptiformes; el segundo, las contracturas o la parálisis. Finalmente, la extensión de la acción mórbida a los hemisferios cerebrales se revelaría por la perturbación o debilitamiento más o menos marcado de las facultades intelectuales (1).

Tales son los únicos ensayos de interpretación de los fenómenos patológicos de la parálisis agitante que hemos creído dignos de ser mencionados. No se puede disimular cuántas imperfecciones presentan; pero nadie habría de dudar de que no deban necesariamente (basándose sobre todo en los progresos incesantes de la fisiología experimental), conducir en el futuro a resultados mucho más importantes. No obstante, no querríamos en modo alguno que se sospechara que fundamentamos, en este tipo de investigaciones en general, esperanzas ilimitadas, y no ignoramos que una noción insuficiente de los datos de la patología pura demasiado a menudo ha hecho despreciar buena parte de las dificultades del problema que se ha propuesto resolver. Los trastornos mórbidos provocados por la experimentación sólo son para la mayoría una imagen

---

(1) Schrœder Van der Kolk ha hecho ver que en los epilépticos a menudo hay una atrodia con endurecimietno de la médula alargada. (*Bau und Functionen der Medulla oblongata und nächste Ursache und rationelle Behandlung der Epilepsie, Braunschweig*, 1859). Él considera esta lesion como producida por el depósito de una materia granulosa, de naturaleza albuminosa, entre las fibras nerviosas y los corpúsculos ganglionares; este depósito se acompaña de una dilatación vascular más o menos pronunciada, y a veces hay al mismo tiempo degeneración grasa. El Sr. Demme (*Canstatt's Jahresbericht*, p. 83, Bd. III, 1859-1860.) ha estudiado de nuevo esta alteración, y la atribuye a una hipertrofia del tejido conjuntivo. En lo relativo a la esclerosis del cerebro; ver las investigaciones del Sr. Frerichs (*Hœser's Archiv.* Bd. X, H.3, S. 334, 1848) y las del Sr. Valentiner (Deutsche Klinik, 1856, n. 14, 15, 16).

— 10 —

blie ou imparfaite de ceux qui s'offrent à l'observation du clinicien. Si, dans les circonstances les plus favorables, en raison des conditions relativement plus simples au milieu desquelles ils se présentent, ils facilitent, parfois merveilleusement, l'étude analytique des éléments constitutifs d'une maladie, ils ne nous dévoilent, au contraire, que bien rarement la raison du mode d'enchaînement des phénomènes et du développement régulier du processus morbide considéré dans son ensemble, tel qu'on l'observe en définitive dans la nature

Paris. — Imprimerie de L. MARTINET, rue Mignon, 2.

débil o imperfecta de los que se ofrecen a la observación del clínico. Si, en las circunstancias más favorables, por razón de condiciones relativamente más simples en el medio en que se presentan, facilitan, a veces maravillosamente, el estudio analítico de los elementos constitutivos de un enfermedad, no nos desvelan, por el contrario, más que muy raramente, el motivo del modo de concatenarse fenómenos y del desarrollo regular del proceso mórbido considerado en su conjunto, tal como en definitiva se le observa en la naturaleza.

París.- Imprenta de L. MARTINET, rue Mignon, 2.

www.ingramcontent.com/pod-product-compliance
Lightning Source LLC
Chambersburg PA
CBHW051417200326
41520CB00023B/7273